Markus Günther

Pietà

www.fontis-verlag.com

Markus Günther

Pietà

Roman

fontis

FSC
www.fsc.org
MIX
Papier aus verantwortungsvollen Quellen
FSC® C014138

Bibliografische Information der Deutschen Nationalbibliothek
Die Deutsche Nationalbibliothek verzeichnet diese Publikation in der Deutschen Nationalbibliografie; detaillierte bibliografische Daten sind im Internet über www.dnb.de abrufbar.

Umschlag: SpoonDesign, Olaf Johannson, Langgöns
Bild Umschlag: Gaspar Manuel Zaldo/unsplash
Satz: InnoSet AG, Justin Messmer, Basel
Druck: Finidr
Gedruckt in der Tschechischen Republik

ISBN 978-3-03848-189-8

I

Der erste Tote, den ich sah, war Pater Gerwald. Eines Mittags, nachdem der Präfekt im Speisesaal mit der Tischglocke geläutet hatte und wir gerade zum Gebet hinter die Stühle getreten waren, wurde uns sein Tod in kurzen, ernsten Worten mitgeteilt. Wir schauten einander verdutzt an. Auf den Segensspruch, den wir dreimal am Tag lustlos aufsagten, folgte nun das Totengebet, das uns aus den täglichen Messen und Gebetszeiten vertraut war.

«Der Herr gebe ihm und all unseren Verstorbenen die Ewige Ruhe.»

Wir antworteten im Chor: «Und das Ewige Licht leuchte ihnen.»

«Herr, lass sie ruhen in Frieden!»

«Amen.»

Das schabende Geräusch von achtzig Stühlen auf dem stumpfen Linoleumboden beendete den stillen Augenblick des Totengedenkens. Das hässliche Geklapper von Besteck und Geschirr folgte sogleich und dazu das halblaute Gemurmel der vielen Stimmen, das über jeder unserer Mahlzeiten schwebte wie ein Bienenschwarm und niemals verstummte, bis die Tischglocke ein weiteres Mal läutete und wir geräuschvoll zum Dankgebet aufsprangen. Wir aßen unruhig, hastig und gedankenlos wie immer. Dabei sprachen wir mit vollem Mund über die unerwartete Neuigkeit.

Pater Gerwald war früh morgens gestorben, an «Herzschlag», wie es widersinnigerweise hieß. Er sollte auswärts eine Messe lesen und war in der Sakristei tot zusammengebrochen, nachdem er gerade die Albe angezogen hatte. Der Küster, der noch mit ihm gesprochen und dann die Sakristei verlassen hatte, um in der Kirche die Altarkerzen anzuzünden und die Kredenz herzurichten, fand ihn nur wenige Minuten später, als schon keinerlei Lebenszeichen mehr festzustellen war. Der Mönch war offenbar ganz ohne Todeskampf gestorben und hielt noch mit beiden Händen das Zingulum fest, das er gerade hatte umlegen wollen, als ihn aus heiterem Himmel der Tod ereilte.

Die Nachricht bedrückte uns nicht. Wir hatten wenig mit Pater Gerwald zu tun gehabt und kannten ihn eigentlich nur vom Ansehen her, da er weder Lehrer noch Präfekt war, sondern den größten Teil seiner Zeit entweder in der Klausur oder außerhalb des Klosters verbrachte, wo er als Seelsorger in einem nahe gelegenen Altersheim aushalf und in den Pfarreien der umliegenden Dörfer die Messen las und die Beichten abnahm. Ein großer Mann mit kräftiger Stimme, dessen schwarze Soutane über dem dicken Bauch auf das Äußerste gespannt war, wenn er, immer mit dem Schlüsselbund in der Hand, mit schnellen Schritten an uns vorbeieilte und uns dabei kaum Beachtung schenkte oder bestenfalls einen Gruß in unsere Richtung raunte oder uns eine verstaubte, onkelhafte Spruchweisheit zurief, zu der wir hilflos das Gesicht verzogen, Dinge wie «Ohne Fleiß kein Preis» oder «Wer den Pfennig nicht ehrt, ist des Talers nicht wert».

Da er graue Haare hatte, zählte er für uns zu den Alten, auch wenn er, wie wir jetzt erfuhren, gerade erst Anfang sechzig gewesen war. Aber auch das erschien uns als stark fortgeschrittenes Alter, das dem Sterben nicht unangemessen war. Unsere Eltern fanden wir alt; wer noch älter war, war steinalt.

Pater Gerwalds Tod war in unserem Leben ein ganz undramatisches, aber immerhin interessantes Ereignis. Es durchbrach die Monotonie des Alltags in Schule und Internat, es riss uns aus unserem lustlosen Trott. Endlich war einmal etwas los!

In unserer kleinen Schul- und Klosterwelt, in der die Tage und Wochen sonst unbeirrt dem sturen Rhythmus folgten, den Stundenpläne und Glockenschläge vorgaben, brach nun eine rege Geschäftigkeit aus, die wir noch nie erlebt hatten. Requiem und Beerdigung mussten vorbereitet werden, Trauerbriefe wurden eingetütet, frankiert und verschickt, Pater Alban studierte mit der Schola nach dem Abendessen lateinische Choräle ein, die wir noch nicht kannten, die aber erhaben und feierlich klangen: «Hodie mecum eris in paradiso», hallte es mit den tiefen Stimmen der Primaner durch die offen stehende Tür des Musikzimmers hindurch bis ins Treppenhaus hinein.

Verwandte des Verstorbenen von auswärts kündigten sich an und sollten in einem stillgelegten Teil des Internats einquartiert werden, der nun rasch für die Trauergäste hergerichtet wurde. Pater Gerwald, so erklärte der Präfekt der Quartaner, werde für die Zeit bis zur Beerdigung in der Friedhofskapelle aufgebahrt. Allein dieses Wort erregte in uns einen angenehmen kleinen Schauer. Aufgebahrt! Wie das schon klang! Wann hatte man so etwas je erlebt?

Um kurz nach acht, als wir das leidige Ritual des Waschens unter Aufsicht an der Rinne mit eiskaltem Wasser hinter uns gebracht hatten und endlich auch das letzte Gebet des Tages verrichtet war, knipste Pater Wolfgang das Licht im Schlafsaal aus, und wir mussten nur noch warten, bis seine Schritte am Ende des langen Flures verklungen waren.

Wir horchten, bis Corky, der gleich neben der Tür schlief, munter rief: «Die Luft ist rein!»

Dann begannen wir zu reden. Wer von uns hatte schon einmal einen Toten gesehen?

Hudson erzählte von seiner Oma, konnte sich aber, weil er damals noch sehr klein gewesen war, nicht mehr genau erinnern, ob er sie nur todkrank oder wirklich tot gesehen hatte. Die Geschichte gab wenig her.

Katze hatte dagegen schon einmal eine Beerdigung mit allem Drum und Dran erlebt und erzählte von der flennenden Witwe am offenen Grab, die laut geschluchzt habe, als der Sarg hinabgelassen wurde – was er auf der Stelle so theatralisch nachahmte, dass wir alle sehr lachen mussten und uns nun gegenseitig darin überboten, ihr Schluchzen zu imitieren. Katze hatte aber beim Tod seines Großonkels nur den geschlossenen Sarg und nicht etwa den Toten darin gesehen. Auch das zählte nicht, befanden wir einstimmig.

Wir redeten weiter und ließen Lakritze, Esspapier und Limoflasche kreisen. Durch die fadenscheinigen blauen Leinenvorhänge fiel das Licht von den Laternen auf dem Schulhof hinauf in den Schlafsaal im zweiten Stock und auf unsere kindlich weichen Gesichter, in denen hellwache Augen funkelten. Niemand von uns war müde. Wir alle waren aufgeregt, gut gelaunt und sehr gesprächig an jenem Abend.

Ich selbst hatte noch keine Erfahrung mit dem Tod.

Meine Großeltern lebten schon nicht mehr, als ich zur Welt kam. Die Mutter meiner Mutter, die letzte aus der Großelterngeneration, war wenige Wochen vor meiner Geburt nach nur zehn Tagen Bettlägerigkeit an einer bösen Infektion gestorben. Sie hat noch in ihren letzten Stunden ihre fieberheiße Hand auf den Bauch gelegt, in dem ich schon lebte und wuchs, und dabei mit geschlossenen Augen ein Gebet gesprochen.

In der Nacht darauf starb sie.

Meine Mutter saß neben dem Bett und hielt ihre Hand. Ich weiß es, das versteht sich von selbst, nur durch die Erzählung meiner Mutter, aber doch hat sich mir dieses Bild sehr früh schon eingeprägt, fast so, als wäre es doch meine eigene Erinnerung. Ich kann längst nicht mehr voneinander trennen, was meine Mutter erzählt hat und was ich mir dabei gedacht habe. Beides ist eins geworden. Deshalb steht mir noch heute dieser Moment erstaunlich klar vor Augen, ich sehe das Bett, Omas Hände, Mutters kugelrunden Bauch und die schmalen Lippen der Sterbenden, auf denen sich unhörbare Laute abzeichnen, die mir und meinem beginnenden Leben gelten, als flüstere sie mir in diesem Moment eine geheime Formel zu, die nur die Sterbenden kennen, die sie mir aber auf diese Weise verraten hat, damit ich so das Leben bestehe. Mich selbst sehe ich ebenso deutlich, wenn ich an diesen verschworenen Augenblick denke, in dem wir uns noch kurz begegnet sind, um einander zu grüßen und den Staffelstab des Lebens von der sterbenden in die werdende Hand gleiten zu lassen. Ich schwimme im warmen Fruchtwasser, das – wohl seines Namens wegen – in meiner Einbildung sehr angenehm duftet, nach Äpfeln und Pfirsichen, das Licht ist wohltuend gedämpft, ich spitze die Ohren und lausche aufmerksam durch die Bauchdecke, um mich an die Zauberformel der Großmutter später genau zu erinnern. Dann wird es still in meinem fabelhaft duftenden Teich, ihr Herz steht still, und unsere kurze Zeitgenossenschaft ist beendet. Jetzt hat sie es geschafft, und ich muss den Stab des Lebens weitertragen.

Sicher, da gehen nun die Pferde mit mir durch, und meine Phantasie überhöht den Moment weit hinaus über das Wenige, was durch die Berichte meiner Mutter verbürgt ist. Doch ich bestehe darauf, dass es so war. Meine Phantasie hat ihr eigenes Recht. Ich bin entschlossen, sie gegen jeden Einwand zu verteidigen.

Zuspruch und Berührung meiner sterbenden Großmutter waren nicht die einzigen Wege, auf denen mir der Tod schon damals sehr nahegekommen ist. Mein älterer Bruder, nur elf Monate vor mir in Steißlage entbunden, hatte nach einer ungewöhnlich schwierigen Geburt mit Zange und Saugglocke nur wenige Minuten außerhalb des Mutterleibes gelebt. Und auch mein Zwillingsbruder, der mit mir zusammen im Bauch herangewachsen war und, genau wie ich, von der sterbenden Großmutter den stillen Segenswunsch durch ihre aufgelegte Hand empfangen hatte, war noch in der Stunde unserer Geburt gestorben, da er, wie der Arzt meiner Mutter im Kreißsaal unumwunden erklärte, «einfach nicht lebenstüchtig» war.

In nicht einmal zwölf Monaten hatte meine Mutter, die schon vier Töchter hatte, drei Söhne zur Welt gebracht, von denen nur einer gesund war und die ersten Stunden und Tage überlebte. Johannes und Andreas dagegen hatten zwar noch kurz vor oder kurz nach ihrem Tod die Nottaufe und einen Namen empfangen, aber nicht einmal ein eigenes Grab bekommen, sondern waren bei Fremden anonym beigelegt worden, wie es in solchen Fällen üblich war. Ihre genaue Grabstätte war auch meiner Mutter nicht bekannt, was sie erst in späteren Jahren, als die Frage längst nicht mehr zu klären war, bekümmerte und in manchen Momenten gar als Schuld und Versäumnis quälte, wie es schien.

Die einzige augenfällige Erinnerung an die beiden Brüder in meinem späteren Leben waren ihre Namen, die ich nun hinter meinem Rufnamen trug und manchmal zur Verwunderung von Freunden oder Spielkameraden stolz und ein bisschen naseweis aufsagte: «Ich heiße Ludger Johannes Andreas Maria Brokbals.» Die Maria war noch am Tag meiner Taufe in letzter Minute dazugekommen. Mutter, die von der Wöchnerinnenstation im Morgenmantel aus blutrotem Frottee in die Krankenhauskapelle heruntergestiegen war, hatte den Priester, der gerade das Weihwasser über meinen Kopf gießen wollte, mitten im Taufritus unterbrochen und gebeten, auch noch den Namen der Gottesmutter anzufügen, weil ihre innigen Gebete, nicht auch noch den dritten Sohn zu verlieren, einstweilen erhört worden waren, und wohl auch, weil ja der für sie schicksalhafte Ort, das Marienhospital Bottrop, in dem ihr kurz hintereinander zwei Söhne und die eigene Mutter unter der Hand weggestorben waren, die angeflehte Heilige in seinem Namen trug.

Durch die sterbende Großmutter und die toten Brüder war mir der Tod schon sehr nahe gewesen, lange bevor ich den ersten eigenen Schritt getan oder das erste Wort gesprochen hatte, bevor ich wusste, was Freud und was Leid ist, ja genau genommen bevor ich überhaupt, wie es formelhaft und etwas kitschig heißt, das Licht der Welt erblickt habe.

In mancher Stunde, das ist wohl wahr, hänge ich heute den fragenden Gedanken nach, welche Spuren diese Todesfälle in den Landschaften meiner Seele hinterlassen haben mögen, ob eine Straße der Schwermut durch diese

Landschaften führt, ob sich darin ein Tal findet, in dem die wortlose Traurigkeit einen Platz gefunden hat. Kann es sein, dass ein bedrohlicher Klang immerzu durch diese Landschaften hindurchweht wie der ferne Donner eines heraufziehenden Gewitters? Ist mein Leben schon auf der neunmonatigen Reise in die Welt hinein auf einen dunkleren Ton gestimmt worden als das all der anderen, die so sorglos und unbekümmert scheinen? Oder schimmern solche Fragen nur in der neunmalklugen Phantasie eines erwachsenen Menschen auf, der versucht, die Fäden seines frühesten Lebens zu entspinnen?

Ich weiß es nicht.

Gewiss ist, dass ich an all dies nicht die geringste bewusste Erinnerung habe. Ich kannte davon nur die sporadischen Erzählungen in unserer Familie und, schlimmer noch, den erschreckenden Ernst, der sich schlagartig auf das Gesicht meiner Mutter legte, sobald sie davon zu sprechen begann. Sie sah ganz fremd aus in diesen Augenblicken. Die Erinnerung schien aus ihr einen anderen Menschen zu machen, und ihre Traurigkeit breitete sich rasch im ganzen Zimmer aus wie die täglichen Rauchwolken der Overstolz-Zigaretten meines Vaters.

Ich wendete mich ab, wenn sie so sprach, verkroch mich im toten Winkel unter der Eckbank oder summte stumm in Gedanken ein Liedchen, während sie leise weiterredete und dabei auffallend oft schluckte. Bei nächster Gelegenheit versuchte ich stets, das Thema zu wechseln.

Ihre Worte waren eigenartig und klangen für meine Kinderohren wie das Vokabular einer unbekannten Fremdsprache – Worte wie Flehen, Bangen, Verzagen, Herrgott, Schicksal, Ergebung, Zorn und Verhängnis. In unserer Welt am Boyer Markt kamen solche Worte sonst nicht vor; sie hatten ihren Platz allein in der erzählten Familiengeschichte, die ich mir im Zuhören aneignete und mit meinen eigenen Phantasiebildern reichhaltig illustrierte, bis ich nicht nur die Großmutter und ihr Sterbezimmer, sondern auch mich selbst sehen konnte im Schoß meiner Mutter, Seite an Seite mit meinem Zwillingsbruder, dem ich immer aufmunternd zuflüsterte, bald werde es wohl losgehen und wir würden die Welt da draußen kennenlernen und unserer Mutter endlich ins Gesicht sehen können.

Trotz dieser frohen, hoffnungsvollen Bilder, die ich den Erzählungen hinzufügte, wohl um mir das Schwere erträglicher zu machen, war mir immer unwohl, Mutter von dieser Zeit reden zu hören. Und der Anblick ihrer niedergeschlagenen, wässrigen Augen, die sie manchmal für einen kurzen, versteiften Blick in ziellose Ferne hob, war kaum zu ertragen.

Geplagt hat es mich aber doch nur in manchen Augenblicken. Ich fiel nur selten auf durch Regungen, die andere Kinder nicht oder so nicht zeigten, etwa als ich einmal beim Anblick einer Bienenwachskerze am Christbaum, die flackernd mit dem Tode zu ringen schien und schließlich verlosch – ein feiner Rauchfaden, der in eleganten Serpentinen aufstieg, war ihr letztes Lebenszeichen und überwältigte mich vollends –, bitter weinen musste, und alle in der Familie lachten über meine mimosenhaften Reaktionen auf die einfachsten Alltagserscheinungen.

«Junge, sei nicht so eine Memme!», höre ich meinen Vater noch heute sagen, «es ist doch nur eine Kerze!»

Und Mutter sagte: «Du bist viel zu zartbesaitet und musst dickhäutiger werden. Wenn du schon um eine Kerze weinst, wirst du im Leben noch viel zu weinen haben, du Sensibelchen.»

Das half mir nicht, auch wenn sie mich dabei liebevoll anblickte und mit der Hand genau so über meine Wange strich, wie ich es am liebsten hatte.

Ich konnte mich lange nicht beruhigen, weinte immerzu und sagte schließlich: «Aber versteht ihr denn nicht? Die Kerze hat doch gelebt, und jetzt ist sie gestorben.» Meine ganze Familie schaute mich entgeistert an.

Und, auch das mag sein, es hat mich wohl härter als andere Kinder aus der Bahn geworfen, als ich in das Alter kam, in dem ein jedes Kind plötzlich um das Leben seiner

Eltern fürchtet, weil es von der Erkenntnis ihrer Sterblichkeit zum ersten Mal mit ungebremster Wucht getroffen worden ist.

Die Angst griff mich an und ließ mich in mancher Nacht voller Grauen aufwachen. Ein ums andere Mal stellte ich mir vor, dass ich auch selbst mein Leben nicht mehr fortsetzen wollte, sollte meinen Eltern etwas zustoßen. Für den Fall, so war es in meinen kleinkindlichen Gedankenspielen bald als ganz handfester Plan erwachsen, würde ich mir eines unserer stumpfen Frühstücksmesser ins Herz rammen und dem ohne Vater und Mutter ohnehin wertlosen Leben die Fortsetzung mannhaft verweigern.

Ich durchlebte diese Gefühle womöglich schärfer als andere Kinder und quälte mich länger mit diesen Albträumen. Doch dann war die Phase eines Tages vorüber, die Träume verschwanden, und die Angst um meine Eltern löste sich in Luft auf. Ich war doch nicht sehr anders als andere Kinder. Das fanden meine Eltern, und zuzeiten fand ich es auch.

Jetzt, nach dem Tod von Pater Gerwald, gab es zum Kummer keinen Anlass. Die Dinge lagen ganz anders, dramatische Gefühle erlebten wir nicht, geschweige denn Trauer oder Todesängste. Im Gegenteil, wir fanden Gefallen an der Geschichte, die ein bisschen gruselig und gar nicht schlimm war. Deshalb war die Sache klar wie Kloßbrühe: Wir wollten die Leiche sehen! So beschlossen wir es spätabends in unserer heimlichen Lakritzrunde im Schlafsaal.

Wir waren ja nun schon zwölf Jahre alt, ich sogar zwölfeinhalb, um genau zu sein; wir waren also längst keine Kinder mehr. Meinen «Henrystutzen» hatte ich erst neulich für zwei Mark und fünfzig Pfennige an einen Sextaner verkauft. Ich brauchte ihn jetzt nicht mehr. Old Shatterhand war was für Knirpse. Stattdessen hatten wir vor kurzem einen Geheimbund mit dem verwegenen Namen Necropolis gegründet. Wie wir darauf kamen, weiß ich heute nicht mehr, wir wussten vermutlich noch nicht einmal, was das Wort heißt. Wir hatten es bestimmt im Latein- oder Griechischunterricht, vielleicht aber auch von einem älteren Schüler aufgeschnappt. Es klang geheimnisvoll, bedeutend und heldenhaft.

Necropolis!

Die Aufgaben und Ziele des Bundes waren vorläufig noch offen, aber die Mitgliedschaft war exklusiv. In Frage kamen nur die Besten, also zuverlässige, wagemutige und verschwiegene Jungs wie wir.

Wenn die Patres spätabends im Refektorium ihren Moselwein tranken und uns im Schlafsaal wähnten, erforschten wir den kleinen Luftschutzbunker neben der Aula und das endlose Labyrinth der Kriechkeller unter dem Kloster, das die ersten Mönche hier vor Menschengedenken angelegt hatten, weil das reichliche Wasser in den staunassen Böden des Weißen Venn keine mannshohen Keller erlaubte. Durch die winzigen Gänge hätten Erwachsene kaum hindurchgepasst, am allerwenigsten der dicke Pater Gerwald.

Hier unten fanden wir allerlei Kram aus alten Zeiten, versteckten unsere Errungenschaften oder genossen einfach die Heimlichkeit unserer nächtlichen Streifzüge und den Schabernack, den wir uns ausdachten. Wenn die Luft rein war, trauten wir uns auch hinüber in die Küche, die abends nach Ata, Priel und Schmierseife roch. Dann stahlen wir manchmal Knackwürste, Apfelsinen und eine Flasche «Sinalco» aus der Speisekammer.

Verwegene Kerle wie wir, so viel stand fest, durften vor dem Anblick eines Toten nicht zurückschrecken. «Ich bin dabei», sagten wir reihum und legten wie zum Schwur die Hände aufeinander. Keiner von uns zögerte.

Es war spät geworden, doch vermutlich hätten wir immer noch weitergeredet. Erst die Schritte Pater Wolfgangs auf dem Flur ließen uns verstummen, so dass wir schließlich doch allmählich zur Ruhe kamen und einer nach dem anderen einschlief.

Wir zogen am darauffolgenden Tag in der ersten Pause

des Silentiums, also zwischen vier und fünf Uhr am Nachmittag, vom Kloster über den Bahndamm ins Dorf und weiter auf den Friedhof, der sich über einen kleinen Hügel erstreckte und früher sicher einmal außerhalb des Dorfes gelegen hatte. Jetzt aber umschloss das Dorf, das seit dem Krieg durch Heimatvertriebene und die ersten Pendler aus dem Ruhrgebiet kräftig gewachsen war, den Friedhof, als wäre er das Zentrum von allem und die Dorfbewohner hätten sich erst nach und nach um ihn herum angesiedelt.

Als wir kamen, war die Witwe Tenbohlen gerade mit Gießkanne und Harke am Grab ihres Mannes beschäftigt. Erst als sie endlich fertig war und davonzog, waren wir unbeobachtet.

Uns stockte vor Aufregung der Atem, als wir vor der Kapelle standen und die schmiedeeiserne Klinke der schweren Doppeltür herunterdrückten. Jetzt galt es, die Nerven zu bewahren und sich nichts anmerken zu lassen. Ich summte schon einmal in Gedanken ein Lied.

Doch die Kapelle war verschlossen.

Manni hatte wie immer einen Dietrich dabei, mit dem wir eine gute Weile im Schlüsselloch herumstocherten, aber es gelang uns partout nicht, die Tür zu öffnen. Katze stand am Friedhofstor Schmiere, während wir uns daranmachten, per Räuberleiter wenigstens einen Blick durch die Fenster der Kapelle zu ergattern. Ich zog mich für fünfzehn oder zwanzig Sekunden am Fenster hoch, einen Fuß in Hudsons gefalteten Händen, und sah durch die verstaubte Scheibe den offenen Sarg.

Viel war unter diesen Umständen nicht zu erkennen. Pater Gerwald lag sehr feierlich im sonntäglichen Habit der Mariannhiller Missionare da, die weinrote Bauchbinde immer noch über dem Bauch stramm gespannt, die weißen Haare kaum zu unterscheiden von der strahlend weißen Einfassung des Sarges, die aussah wie die fein bestickten Paradekissen mit meinen Initialen, auf denen ich als kleines Kind geschlafen hatte. Sein Gesicht sah ich nicht richtig. Üppige Sträuße weißer Nelken, mit Asparagus durchsetzt, standen links und rechts vom Sarg und versperrten mir die Sicht.

«Mach' schon, Lutz, ich kann bald nicht mehr», rief Hudson stöhnend von unten zu mir hoch. Ich sprang herab, lehnte mich mit dem Rücken an die rot verklinkerte Wand, faltete die Hände zum Steigbügel und gab nun meinem Freund die Gelegenheit, den Toten durchs Fenster hindurch zu inspizieren.

«Der ist mausetot», sagte Hudson und rieb sich mit dem Ärmel den Rotz von der Nasenspitze, während er noch mit der anderen Hand oben am Fenstersims hing und ich seinen Fuß festhielt, «frage mich nur, wie die den Burschen in den Habit hineingekriegt haben. Da mussten sie ihm bestimmt ein paar Knochen brechen. Aber das ist ja nun auch egal.»

Auch die anderen bekamen ihn noch auf gleiche Weise zu Gesicht, aber wiederum ein paar Minuten später pfiff Katze durch zwei Finger den Pfiff der Necropolis, und wir verdufteten rasch durch den Hintereingang am Meisenweg.

Unsere Mission war erfolgreich gewesen. Wir hatten nun unseren ersten Toten gesehen und zogen in dem Triumphgefühl davon, gerade ein ungeheures Abenteuer bestanden zu haben, ja fast schon eine Reifeprüfung.

Die Erzählungen, wie er ausgesehen hatte, schmückten wir in den Tagen darauf immer weiter aus. Hudson behauptete steif und fest, er habe gesehen, wie dem Toten eine grünlich glänzende Fliege ins linke Nasenloch krabbelte, zudem sei durch die Fensterritzen ein scharfer Verwesungsgeruch von der Leiche nach außen gezogen, der ihn vor Ekel beinahe habe in Ohnmacht fallen lassen.

Das alles war gewiss gelogen. Aber es wertete die Geschichte auf und flößte den Jüngeren, bei denen wir damit fröhlich prahlten, zusätzlich Angst ein.

Am Tag der Beerdigung hatten wir alle kleine Aufgaben zu erledigen. Corky trug das Prozessionskreuz, Manni und Hudson ministrierten und kümmerten sich um Weihrauch und Weihwasser, womit der Sarg zu Beginn des Requiems eingeräuchert und besprenkelt werden sollte. Ich selbst musste die einzige Glocke der kleinen Trappistenkirche läuten, die nach der Totenmesse pünktlich zum Auszug aus der Kirche erklingen sollte.

Über diese Glocke, die noch aus der Urzeit des Klosters um die Mitte des neunzehnten Jahrhunderts stammte, als hier die ersten Mönche das bis dahin unwirtliche Sumpfgebiet mit einem Grabensystem einigermaßen trockengelegt und urbar gemacht hatten, gab es eine alte Geschichte, die wir alle kannten. Die alten Weiber im Dorf nämlich, mit denen wir manchmal ins Gespräch kamen oder die an Festtagen im Kloster zu Gast waren, sagten:

«Unsere Glocke ist etwas Besonderes, so etwas gibt es anderswo gar nicht. Sie hat zwei verschiedene Töne. Wenn sie für eine Beerdigung läutet, ist der Ton tiefer als sonst, und dunkler und trauriger klingt sie dann auch. An anderen Tagen ist dieser Ton nicht zu hören, dann klingt dieselbe Glocke hell und freundlich, obwohl eine Glocke doch nur einen Ton haben kann.»

Das meinten sie ernst, und die alte Frau Lütkecosmann, eine Bäuerin mit Kopftuch, Krückstock und wenigen Zähnen, die nichts als Plattdeutsch sprach, behauptete sogar, ein durchreisender Glockengießer aus Innsbruck habe einmal oben im Glockenturm nachgesehen und mit seinen Instrumenten einige «wetenschappelikke» Untersuchungen vorgenommen. Dabei habe sich das rätselhafte Phänomen, dass also am Beerdigungstag und nur dann ein anderer Glockenton erklingt, bestätigt, auch wenn sie auf unsere Nachfrage hin gar nicht in der Lage war zu sagen, wie es sich denn bestätigt haben sollte, wenn der Durchreisende nur an einem einzigen Tag in Maria-Veen war.

Weiß der Himmel, warum der Glockengießer gelogen hat, vermutlich, um sich bei den Dorfbewohnern einzuschmeicheln oder ein nettes Trinkgeld für seine Gefälligkeit zu ergaunern. Vielleicht hat die alte Frau Lütkecosmann die ganze Chose auch frei erfunden. Wir selbst haben das Weibergeschwätz natürlich nie geglaubt.

Als mir am Ende des Requiems Pater Otfried das vereinbarte Zeichen gab und der lange Tross der Zelebranten in den violetten Messgewändern mit der Schola und der Trauergemeinde den Ausgang der Kirche erreichte, begann ich sogleich, kräftig am Seil zu ziehen. Ich hörte genau hin. «Die Glocke klang wie immer, Jungs! Einen anderen Ton habe ich nicht gehört», sagte ich beim Mittagessen wenig später. Alles andere, da waren wir uns einig, war Kokolores.

II

In unser Leben zog bald nach der Beisetzung wieder der alte, gleichförmige Rhythmus ein. Es waren lange und oft öde Tage, die mit der Laudes, dem Morgengebet, begannen und mit der Komplet, dem Nachtgebet, endeten. Dazwischen Latein und Algebra, Turnen und Singen, Vokabeltests, Silentium, Fußball und noch mehr Silentium. Hin und wieder ein Ausflug zum Kaugummiautomaten und zum «Platten Jupp», dem ein englischer Tiefflieger noch in den letzten Kriegstagen das Dach weggeschossen hatte, so dass er seither ohne Dach und nur mit einer primitiven Abdeckung aus Holzlatten und Teerpappe auskommen musste, die einmal als Provisorium gedacht war, nun aber auch schon seit Jahrzehnten hielt. Bei ihm gab es Limo und Eis, und gleich nebenan kostete die Portion «Pommes Rotweiß» eine Mark und zehn Pfennige, was wir uns nicht täglich, aber etwa ein- bis zweimal wöchentlich leisten konnten.

Sehnsüchtig schaute ich während der langen Nachmittagsstunden am Pult aus dem Fenster, wie der Wind durch die Pappeln und die Kopfweiden wehte und die langen Kohlenzüge vom Ruhrgebiet aus nach Rheine und weiter in Richtung Nordsee fuhren. Wie beneidenswert! Auf dem Weg zum Meer! Wir dagegen waren höchstens auf dem Weg zum Speisesaal, zur Hauskapelle oder zur nächsten Strafarbeit.

Von Pater Gerwald sprachen wir noch oft. Wir sprachen jetzt sogar viel häufiger von ihm als zu seinen Lebzeiten. Die Begegnung mit dem toten Mönch in der Friedhofskapelle wurde zu einer Legende, die uns vor allem bei den Pimpfen im Internat eine gewisse Bewunderung sicherte. Und da wir sonst wenig erlebten, ragte diese Erfahrung heraus. Wir kamen uns nun auch viel erwachsener und männlicher vor. Immerhin, so glaubten wir, hatten wir dem Tod schon einmal ins Gesicht gesehen.

Die Patres meinten es gut mit uns. Wir erlebten keine Kindheit «unterm Rad», auch wenn ich später in manchen Augenblicken der Versuchung nicht widerstehen konnte, eine Leidensgeschichte zu erfinden, die Mitgefühl und Sympathien einbringt und eine halbwegs passable Erklärung für meine Eigenarten und Charakterschwächen bietet. Es passte später auch gut zum Ton der Zeit, sich als Opfer autoritärer Mächte zu fühlen, Eltern und Lehrer zu verteufeln und die Kindheit zur Knechtschaft umzudeuten.

Mit der Wahrheit hatte all das wenig zu tun. Tatsächlich

waren die Lehrer und Präfekten gutmütig, nur waren sie zugleich unbeholfen, wenn es um die Erziehung von Kindern und Halbwüchsigen ging, und sie waren, wie jeder andere Mensch auch, gefangen in ihren eigenen Beschränktheiten. Sie alle – die jüngsten von ihnen waren in der Zwischenkriegszeit zur Welt gekommen und die ältesten in den letzten zehn Jahren des neunzehnten Jahrhunderts – sprachen auch ganz einfach eine andere, oft unverständliche Sprache, die zwischen ihnen und uns stand wie eine der mannshohen roten Backsteinmauern, die das Kloster in alle Richtungen vor der Welt da draußen abschirmten.

Sport war in ihren Worten kein Spaß, sondern eine «Leibeserziehung». Trieben wir Unsinn, so sagten sie, wir hätten «gefehlt». Unsere Prügeleien nannten sie «Händel» und unsere Jeans «Nietenhosen». Und wenn sie selbst einmal aus der Haut fuhren, alle guten Vorsätze vergaßen und nach Herzenslust fluchten, kam nicht mehr dabei heraus als «Zaperlot!», «Donnerkeil!» oder «Scheibenkleister!». Wenn sie uns unterweisen wollten in Betragen, Moral, Anstand, Benimm und Fleiß, klang in unseren Ohren jedes Wort wie chinesisch. Wir nickten brav und verstanden nichts. Ein «Lump» oder «Banause», lernten wir, war das Schlimmste, was es auf der Welt gab, und Gott behüte, dass wir selbst einmal so endeten. Einen tapferen Helden dagegen nannten sie einen «echten Kerl», was nun wirklich keinen Sinn ergab.

Ihr ganzes drolliges Vokabular schien eingefroren in der Zeit von Pole Poppenspäler und Effi Briest. Dabei hatten wir längst unseren eigenen Jargon, den sie aber erstaunlicherweise nicht verstanden und auch nicht lernen wollten, obwohl er doch modern und zeitlos war und Wort für Wort so unheimlich treffend klang. Alles, was uns gefiel, nannten wir «astrein», «spitze» oder «dufte». Waren wir sehr überrascht, sagten wir: «Ich schnalle ab!» War jemand traurig, sagten wir: «Er ist total down.» Wenn wir schon hinterm Mond leben mussten, wollten wir wenigstens sprachlich voll auf der Höhe der Zeit sein.

Auch die Predigten der Patres waren oft so eintönig und fad, dass wir die Ohren ganz einfach auf Durchzug stellten und unseren Tagträumen nachhingen, etwa der verlockenden Idee, beim letzten Tageslicht auf einen der Kohlenzüge aufzuspringen, die in der Hülstener Kurve einladend langsam fuhren und zweimal pfiffen, als wollten sie uns zum Mitfahren ausdrücklich ermutigen. Man hätte gut und gern aufspringen können, um dann am nächsten Morgen pechschwarz, aber glücklich und frei aus der Kohle herauszuklettern und in einem Nordseehafen zu stehen, wo man endlich das Meer sehen oder, noch besser, gleich auf einem Schiff anheuern könnte, um als Seemann in die Welt hinauszufahren. Stattdessen aber immer neue Andachten, Heiligenlegenden und Lesungen aus dem Evangelium.

Jedes Mal, wenn einer der Patres vorn am Ambo die Stimme erhob, hatte Jesus wieder etwas gesagt oder getan, was zwar zugegebenermaßen imposant war, aber nun wirklich nicht hier und heute, an einem trüben Oktobertag bei uns in Maria-Veen, stattfinden könnte. Dass der Erzengel Gabriel eines Morgens den Schlafsaal betreten würde, um ungeheure Neuigkeiten zu verkünden, war genauso wenig zu erwarten wie die Heilung eines Contergankindes im nahe gelegenen Benediktushof oder die Auferweckung eines Toten, der schon seit drei Tagen im Grab lag. Und der Gott der Liebe und des Verzeihens, der barmherzige Vater, der den verlorenen Sohn nicht einmal bestraft, sondern ihm erfreut entgegenläuft und ihn ohne alle Umstände wieder in die Arme schließt – all das war hier zwischen Studiersaal, Musikzimmer und Turnhalle sehr selten und auch dann nur in den vagesten Umrissen zu erkennen.

Der Gott des Zorns und des Jüngsten Gerichts dagegen stand uns in Gestalt von Pater Erwin täglich unübersehbar vor Augen. Gottes Liebe blieb einstweilen eine recht abstrakte Geschichte, seine Wut dagegen schlug sich in Ohrfeigen links und rechts ganz konkret nieder und war deshalb viel besser zu begreifen.

Wenn Pater Erwin dann in der nächsten Predigt wieder von der Gottesmutter und der grenzenlosen Liebe ihres Sohnes schwärmte, der für uns am Kreuz gestorben ist, war es Zeit für die innere Emigration und für neue Träume von einem abenteuerlichen Leben irgendwo da draußen in der unbekannten Welt.

Doch eine Predigt aus diesen Jahren, ich weiß nicht warum, ist mir im Gedächtnis geblieben, und sie stammt ausgerechnet von jenem zum Jähzorn neigenden Pater Erwin, der sich in den Momenten seiner Wut gerade noch so weit zu mäßigen wusste, dass er mich nicht, wie die anderen Jungen, ohne jede Vorwarnung einmal links und einmal rechts schlug, sondern mich höflicherweise vor den Ohrfeigen bat, doch bitte die Brille abzunehmen.

Pater Erwin, klein und breitschultrig, mit noch jugendlichen schwarzen Haaren und schwäbischem Akzent, sprach an diesem Tag, es mag am Fest Allerseelen gewesen sein, ich bin mir nicht mehr sicher, von der Skulptur in der «Eremitage», einer nahegelegenen Kapelle mitten im Wald. Zweimal im Jahr zogen wir in Gebete murmelnder Prozession, von Marienliedern unterbrochen, über die Bahnlinie und die Roggen- und Rübenfelder hinweg in den Wald, wo seit der Mitte des 18. Jahrhunderts ein winziges Häuschen auf einer Lichtung stand, das früher einem Einsiedler Zuflucht vor der Welt geboten hat und nun vereinzelte Wallfahrer anzog. Kapelle und Gnadenbild waren uns so vertraut wie alles im Dorf – und ebenso gleichgültig. Das Motiv ließ uns kalt: Es zeigte Maria mit dem toten Jesus auf dem Schoß, die Darstellung war ziemlich unrealistisch, eine plumpe Nachahmung barocker Kunst, wie ich heute weiß. Der Jesus sah nicht richtig tot aus, sondern schien mit nur halb geschlossenen Augen seine Mutter immer noch erwartungsvoll anzuschauen, auch wenn seine Wundmale übertrieben groß und sehr blutig waren. Und die Maria mit ihren knallroten Lippen und reichlich Rouge auf den Wangen ähnelte eher einer Zigeunerin als der Heiligen Jungfrau Maria. Andächtige Gefühle stellten sich bei ihrem Anblick nun wirklich nicht ein. Wir hatten die Skulptur oft gesehen, teilnahmslos und gelangweilt.

Pater Erwin begann seine Predigt mit einer überraschenden, ja beinahe provokanten Frage, die unsere Aufmerksamkeit erregte und der Grund sein mag, warum ich mich noch heute daran erinnere.

«Wann werden wir sterben?»

Da wurde es still in der Kirche, viel stiller als sonst.

«Wann werden wir sterben? Wir wissen es nicht. Jeder von uns kennt seinen Geburtstag, aber niemand von uns kennt seinen Todestag. Nur der Vater im Himmel kennt den Tag und die Stunde, wenn wir sterben werden. So ruft es uns Jesus selbst im heutigen Evangelium zu.»

Er machte eine wirkungsvolle Kunstpause, die dem gespannten Schweigen der Jungen Raum ließ, und sprach dann rasch weiter. Er erzählte davon, wie er als Sanitäter im Zweiten Weltkrieg zum ersten Mal einen Menschen sterben sah, wie es dann mit Beginn des Russlandfeldzuges alltäglich wurde, vom Tod umgeben und selbst in ständiger Lebensgefahr zu sein. «Mitten im Leben waren wir an der Front vom Tod umfangen, aber auch hier und heute, wenn wir ehrlich sind, bleiben wir vom Tod umfangen», sagte Pater Erwin, und wir alle verstanden die Anspielung wohl, denn die Zeile stammte aus einem alten Lied, das wir regelmäßig in der Messe sangen.

«Mitten im Leben sind wir vom Tod umfangen», sagte Pater Erwin noch einmal, «und wie sehr wir den Gedanken an unsere eigene Endlichkeit auch verdrängen wollen, wir werden, wie alle Menschen vor uns, einmal heimgerufen in das Reich des Vaters. Und wir werden wohl, bevor es soweit ist, mehr als einmal selbst Trauernde sein, die ratlos vor dem Tod der anderen stehen, niedergeschlagen und mutlos. Die Skulptur in der Eremitage zeigt diesen Augenblick, in dem die Jungfrau Maria ihren eigenen, ihren toten Sohn in den Armen hält. Wie mag ihr zumute gewesen sein, als ihr einziger Sohn starb? Was mag sie unter dem Kreuz empfunden haben? Und wie erging es ihr, als sie seinen leblosen Körper in Händen hielt? Von der

Auferstehung konnte sie noch nichts wissen. Ob sie dennoch so eine verwegene Hoffnung in ihrem Herzen getragen haben mag? Künstler aller Epochen haben diesen Augenblick gemalt. Von Michelangelo gibt es eine berühmte Skulptur mit diesem Motiv im Petersdom, das wisst ihr vielleicht schon, und wir haben hier in der Waldkapelle unser eigenes kleines Werk, nicht ganz so kunstvoll» – das also musste auch Pater Erwin zugeben –, «aber es zeigt doch das, worauf es ankommt. Wir haben uns an diesen Anblick gewöhnt, aber wer von uns würde wirklich einen Toten so in den Armen halten wollen? Es ist eine unheimliche Szene, nicht wahr? Man könnte sich fürchten, wenn man es sich einmal konkret vorstellt. Und doch macht gerade dieser Augenblick uns Mut, wenn man es nur recht bedenkt. Maria gibt uns das Beispiel, sie ist unseren Weg gegangen, sie kennt unseren Schmerz, und sie zeigt uns, dass die Liebe stärker ist als der Tod. Sie ist nicht, wie die meisten Jünger, vor der Kreuzigung davongelaufen, sondern wacker dabei geblieben, gell? Und sie lässt auch jetzt nicht los, im Gegenteil, sie hält an Jesus fest. Sie hält über den Tod hinaus an ihm fest – das ist es, was wir hier sehen. Der nackte Leichnam, das ist immer noch ihr Sohn, den sie jetzt nicht weniger liebt als zuvor. Es ist nicht alles vorbei. Es geht weiter.»

Pater Erwin fuhr sich mit der rechten Hand durch das

Haar, und er begann, am Ende eines jeden Satzes nach vorn auf die Zehenspitzen zu wippen, eine Angewohnheit, die wir bei ihm auch im Unterricht beobachten konnten, wenn er etwas Gewichtiges zu sagen meinte oder innerlich erregt war.

«Auch wenn uns der Gedanke grausam quält, dass der Tod alles in seine Nichtigkeit hineinfallen lässt, dass er ganz gleichgültig scheint gegenüber allem Menschlichen und auf nichts und niemanden Rücksicht nimmt, so können wir doch mit dem schrecklichen Gedanken an unsere unausweichliche Sterblichkeit Frieden schließen, wenn wir nicht länger vor dem Tod davonlaufen, sondern ihn bejahen und annehmen, wenn wir sogar noch den Tod, den unserer Verwandten und Freunde, ja sogar unseren eigenen Tod, bereitwillig in unsere Arme schließen und dabei ganz auf Gott vertrauen. Genau dann, in diesem Moment, den uns die Skulptur vor Augen stellt, verliert der Tod seinen Schrecken. Denn hier ist der Sterbende, ja selbst noch der Tote, von Liebe umfangen. Er geht nicht verloren. Es gibt kein anderes Bild, in dem ein toter und ein lebender Mensch so nah, so innig und so liebevoll zusammen sind. Und genau das ist das Geheimnis unseres Glaubens: Es gibt keine unüberwindliche, alles trennende Grenze, wie der Tod uns glauben machen will. Die Toten und die Lebenden sind eine Gemeinschaft. Wir leben schon heute in dieser Gemeinschaft. Nach unserem Tod werden wir auf andere Weise und in neuer Gestalt in dieser Gemeinschaft fortleben. Unser ewiges Leben hat längst begonnen. Das ist es, was wir glauben. Das ist die Verheißung, auf die wir vertrauen.»

Pater Erwin wippte nun noch stärker nach vorn auf die Zehenspitzen. Seine Wangen hatten sich im Laufe der Predigt gerötet.

Es wäre gelogen, wollte ich behaupten, dass die Predigt damals großen Eindruck auf mich gemacht hat. Im Gegenteil, ich hatte sie längst vergessen, so schien es mir, als ich viele Jahre später aus ganz anderen Gründen wieder an die kleine Holzplastik denken musste, vor der ich oft achtlos gestanden hatte. Es muss derselbe Tag und dieselbe Predigt gewesen sein, in der ich das Fremdwort zum ersten Mal hörte. *Pietà,* so erklärte uns Pater Erwin, heiße das Bild in der Kunstgeschichte, und dabei betonte er die letzte Silbe so übertrieben, als spreche er italienisch oder sei selbst Künstler oder Michelangelo persönlich:

«Pietà. Sie will uns mit dem Leben und mit dem Tod versöhnen. Pietà. Liebe und Tod in einem Bild, in einem Augenblick. Vertrauen wir uns der Gottesmutter an und folgen wir ihrem Vorbild, selbst dem Tod unerschrocken die Hand zu reichen, ihn in unsere Arme zu schließen und ihm so seinen Schrecken zu nehmen. Amen.»

Merkwürdig, wie das scheinbar Vergessene in uns in Wahrheit doch nicht vergessen ist. Es schläft und kann wieder aufgeweckt werden. Oder es versteckt sich und will wieder gefunden werden. Unbegreiflich, wie sich oft das Heute mit dem Damals über alle Distanzen hinweg verbindet und bisweilen erst viel spätere Erfahrungen den früheren einen Sinn geben, der so lange unverstanden geblieben ist und doch immer schon in ihnen lag.

Der Tag, an dem ich zum ersten Mal das Wort Pietà hörte, verging und fiel in dieses scheinbare Vergessen hinein wie so viele andere Tage meiner Kindheit und Jugend in Maria-Veen. Dass ich noch einmal zu diesem Tag und dieser Erinnerung zurückkehren würde, hätte ich nicht vermutet, am allerwenigsten nach all der Zeit, die vergangen war und sich wie eine undurchdringliche Eisschicht auch über diesen Moment und diese Worte gelegt hatte, hart und kalt, dick und mächtig, so als könne nichts und niemand berühren, was unter ihr lag. Doch es gibt eine Hitze, der keine Eisschicht auf Dauer widerstehen kann. Keine Erfahrung, die in uns liegt, ist unberührbar.

Ja, viel Zeit verging, bis mir die Predigt jenes Tages wieder einfiel und ich in abgelegenen Orten meines Gedächtnisses immer mehr Gedanken und Versatzstücke, ja sogar viele einzelne Formulierungen Pater Erwins fand und seine immer leicht glühenden Augen – mal glühend vor entfesseltem Zorn, mal glühend vor frommer Begeisterung – wieder deutlich in die Erinnerung hineintraten.

Dazwischen lagen viele Jahre. Ich hatte ja als Kind und Junge selten Anlass, über Tod und Trauer nachzudenken. Warum überhaupt so leidenschaftlich über das ferne Thema gesprochen wurde, war uns einstweilen so unverständlich wie der Sinn der Semideponentien oder die Bedeutung eines alten Römers namens Cicero, von dem uns Pater Otfried, der Lateinlehrer, ständig mit überschwänglicher Dringlichkeit vorschwärmte.

Der Tod blieb für mich noch lange, was er damals war, als Pater Gerwald starb und Pater Erwin Backpfeifen verteilte: ein flimmerndes Phantasiebild, so fern wie ein Stern am Nachthimmel. Er war ein guter Erzählstoff, ein wohltuender kleiner Grusel, er gehörte zum Leben dazu wie die Mutproben und die Schauergeschichten, die Taschenlampen und die ersten selbst gedrehten Zigaretten. Er war nicht schlimmer als eine Nachtwanderung mit der trüben Petroleumfunzel in der Hand, querfeldein durch die Wiesen und Sümpfe rings um unsere Schule, wenn wir nach Komplet und Zapfenstreich wieder einmal ausbüxten und, hungrig nach Abenteuern, rast- und ziellose Stunden außerhalb des Klosters verbrachten, während Phoelix, der Hund von Pater Alban, uns noch lange nachbellte und uns auch bei der Rückkehr wieder mit seinem Kläffen empfing.

Der Tod war sicher niemand, den man fürchten musste. Man konnte ihn sogar selbst erleben und sich freuen dabei. Es starb sich nicht schlecht als Gangster oder Spion, später auch als Tommy oder Ivan, nachdem wir in den Landserheften den Teil der deutschen Geschichte kennengelernt hatten, den der Geschichtslehrer verschämt aussparte oder in blutarmer Sachlichkeit rapportierte, als wäre es eine Lektion aus dem Chemieunterricht.

Wir waren gut darin, im Kugelhagel zu fallen, und wetteiferten gern in der schönen Kunst, mit schmerzverzerrtem Gesicht, mit Lauten und Grimassen, sekundenschnell zu verenden und dann regungslos dazuliegen, bis jemand sagte: «Okay, weiter jetzt!» Man konnte sich auch selbst ganz einfach entscheiden, das Spiel zu beenden, wieder aufzustehen und weiterzuspielen. Dann sagte man: «Das galt nicht. Ich bin nicht tot.»

Das Sterben war beherrschbar, und natürlich ahnten wir damals nicht, welche unterdrückten Ängste wir in diesen Spielen phantasievoll verarbeiteten, wie in unseren Kinderseelen die Kräfte des Lebens mit den Mächten der Furcht rangen, wie wir vor dem Unausweichlichen davonzulaufen versuchten, als könnten wir einen uneinholbaren Vorsprung vor der herannahenden Wirklichkeit erlangen, wenn wir nur flink genug waren und dem Tod eine besonders freche Nase drehten.

Man konnte ihn auch in Filmen sehen, den Tod, da war er nicht immer schön, manches war schon zu arg, wenn wir spät abends nicht in die Katakomben unter dem Kloster, sondern in den Fernsehsaal im Dachgeschoss geschlichen waren, um auf dem kleinen «Nordmende»-Schwarzweiß-Fernseher mit der unzuverlässigen Zimmerantenne das Spätprogramm mit Chabrol oder Fassbinder zu schauen. Den Ton stellten wir so leise, dass nur noch ein Flüstern zu hören war, und die Helligkeit drehten wir auf die zweitdunkelste Stufe, um nicht durch den Lärm oder das Licht in den Dachfenstern die Aufmerksamkeit des Präfekten auf uns zu lenken.

In diesen Filmen starben sie anders als bei «Bonanza» oder den «Rauchenden Colts», auch wenn nicht leicht zu erklären war, worin genau dieser Unterschied bestand, denn das Blut war ja nirgends echt und die Schüsse und Schreie auch nicht, alles war ja nur eine Show. Das wussten auch wir. Und doch beherrschten besonders abgebrühte Filmemacher offenbar Tricks und Kniffe, die alles in ein anderes Licht rückten und den Tod so wirklich werden ließen, dass wir es mit der Angst zu tun bekamen.

Einmal nahm ein Mann im Streit mit einer Frau den Wellensittich aus dem Käfig, erwürgte ihn kaltblütig und warf ihn vor ihre Füße. Wir diskutierten noch tagelang darüber, ob es einen Trick dafür gab, oder ob der Wellensittich tatsächlich für den Film dran glauben musste – vielleicht sogar mehr als nur einer, wenn die Szene mehrfach gedreht worden war, wie es beim Film, nach allem, was man hörte, offenbar üblich war.

War der Schauspieler tatsächlich bereit gewesen, dem Wellensittich den Kopf umzudrehen? Der Vogel tat mir schrecklich leid und fand seinen Weg in meine nächtlichen Träume. Noch viel später flog er manchmal zu mir und verendete ein ums andere Mal vor meinen geschlossenen Augen, worüber ich erschüttert aufwachte. Dann ärgerte ich mich über meine Empfindlichkeit und wünschte, ich wäre härter im Nehmen, so, wie es andere doch offenbar auch waren. Vielleicht war ich doch kein ganz normales Kind? In solchen Momenten war ich mir nicht sicher.

Aber der Schrecken, an diesem und vielen anderen Abenden, hatte immer noch einen Abschaltknopf. Das Spiel mit dem Grusel ließ sich an- und ausknipsen, wir waren ihm nicht wehrlos ausgeliefert. Und oft machte das Sterben im Film auch wieder Laune. Meistens traf es die Bösen, und die Guten überlebten. Robin Hood entging jedem bösen Pfeil. D'Artagnan parierte jede Klinge. Mein größter und wichtigster Held jener Jahre, der edle spanische Ritter El Cid, mit dem ich im Verborgenen täglich Zwiesprache hielt, um einmal zu werden wie er, starb am Ende doch, das muss ich zugeben, aber er tat es sehr feierlich und schön, getröstet von Sophia Lorens heißen Tränen und Küssen. Und er hat noch als Toter – in seiner Rüstung aufs Pferd gebunden, um die Feinde ein letztes Mal listig zu täuschen – die fiesen Mauren in die Flucht schlagen können.

Nein, alles war gut, so wie es war. Das Leben war schön. Und es hatte gerade erst begonnen. Die Welt war ein großer, verheißungsvoller Ort. Der Tod war ein Spiel. Seine Spielregeln gingen in Ordnung.

III

Die Jahre vergingen, und alles blieb, wie es war. Nur für Manni kam es anders. Er war fünfzehn, als sein Vater, ein Bergmann, unter Tage verunglückte. Auf einer tief gelegenen Sohle brach gleich zu Beginn der Frühschicht die Firste über ihm ein und erschlug ihn. Ob er sofort tot war oder unter der Kohle erstickt ist, wurde nicht mehr geklärt. Was hätte es auch für einen Unterschied gemacht? Erst Stunden später konnte man ihn überhaupt aus dem Schutt befreien, was unter den gegebenen Umständen nicht einmal selbstverständlich war, denn immer wieder hörte man bei vergleichbaren Grubenunfällen auch von denen, die gar nicht gefunden oder geborgen werden konnten und ganz einfach «im Berg geblieben» waren, wie die Leute dann düster sagten. Mannis Vater musste wenigstens nicht gleich im Berg bleiben, sondern wurde noch einmal, ein letztes Mal, ans Tageslicht befördert, allerdings nur, um dann doch wieder in die Erde gelegt zu werden.

Die Todesnachricht war am frühen Nachmittag per Telegramm im Kloster angekommen. Pater Wolfgang lief in der ersten Pause des Silentiums mit Schweißperlen auf der Stirn durchs Dorf und suchte Manni, um es ihm zu sagen. «Komm mal rasch mit, Manfred, dein Vater hat einen Unfall gehabt», rief Pater Wolfgang über die schon heruntergelassenen Bahnschranken zu uns herüber, als wir gerade vom «Platten Jupp» zurückkamen und die Schälchen mit den Pommes Frites und die bunten Plastikgäbelchen noch in den Händen hielten. Die weinrote V200 mit den 22 hoch gefüllten Kohlenwagen und der rotweißen Schlusstafel über dem Puffer tuckerte erst noch vorbei. Zwischen je zwei Waggons tat sich ein Spalt auf, durch den wir immer und immer wieder für den Bruchteil einer Sekunde das unverkennbar besorgte Gesicht Pater Wolfgangs sehen konnten, der die Lippen eingerollt hatte und den Mund fest zusammenkniff.

Wir warteten, unsicher, was die Nachricht genau zu bedeuten habe und warum der Präfekt nicht bis zu unserer Rückkehr gewartet hatte, sondern zur Zeit seines Mittagsschlafes ins Dorf gekommen war, was er sonst niemals tat. Das Unheilvolle war noch namenlos, aber schon deutlich spürbar.

Die Schranke hob sich, und Manni rannte los. Sein Schälchen mit den Pommes hatte er mir im letzten Moment in die Hand gedrückt, und nach kurzem Nachdenken, was zu tun sei, aß ich sie auf.

Die ganze Wahrheit sagte Pater Wolfgang ihm erst ein paar Minuten später im Kloster und unter vier Augen.

Im Laufe des Nachmittags, als wir wieder im Studiersaal saßen, wurde Manni von einem Verwandten in einem orangen VW Variant abgeholt, dem wir mit Unbehagen durchs Fenster nachsahen. Was mochte wohl jetzt in Manni vorgehen?

Ein paar Tage später fuhr die ganze Untertertia zur Beerdigung nach Recklinghausen. Die Bergknappen der Zeche Auguste Victoria sahen blendend aus in ihren schwarzen Uniformen mit dem Federschmuck und dem doppelt geknöpften Rock und den polierten Messingknöpfen. Sie spielten einen Trauermarsch mit Posaunen.

Alles sprach dafür, dass es nie im Leben dieses Bergmanns so feierlich zugegangen war wie jetzt bei seiner Beerdigung. Ein Mann vom Betriebsrat hielt eine Rede und rieb sich dabei ständig die Hände am Mantel ab. Mannis Vater nannte er immer wieder «unseren Kumpel», was mir seltsam und respektlos vorkam, aber dem Jargon der Bergleute entsprach und sicher die Kameradschaft beschwören sollte, die jetzt, am offenen Grab, aber auch nicht mehr viel wert war, fand ich. Jedes Wort klang hohl. Vielleicht war er auch ein besonders schlechter Redner. Er sagte: «Wir werden, äh, unseren Kumpel Eberhard nie vergessen, sondern ihm, äh, stets die Ehre bewahren, und dem Eberhard seine Frau und seine Kinder kann ich versichern, dat wir sie nach unsern Kräften unterstützen werden. Dem Eberhard von uns allen ein letztes Glückauf!» Dann machte er eine kurze Verbeugung, die etwa so ungelenk war wie seine Worte.

Als der Sarg niedergelassen wurde, spielte nur noch ein einzelner rotbärtiger Knappe mit der Trompete, die in der Herbstsonne glänzte. Die Witwe schluchzte ungefähr so, wie Katze es damals nachgeahmt hatte, nur konnten wir jetzt nicht mehr darüber lachen.

Manni sah nicht gut aus. Er glotzte aus verheulten Augen ins Leere und schien niemanden zu erkennen, auch uns nicht. Seine Schritte waren schlurfend. Beim Kaffeetrinken im Pfarrsaal, in dem es laut und an manchen Tischen gar heiter zuging mit Käseschnittchen, Schnaps und Schmalzstullen, saß er stumm neben seiner Mutter, die sich schon wieder etwas gefasst hatte und mit beiden Händen ihre Kaffeetasse umklammerte. Manni dagegen schien abwesend. Er war nach diesem Tag auch nicht mehr so wie früher. Er sprach viel weniger und aß immer mehr. Er wurde dicker, und wenn er lachte, was jetzt selten war, klang es anders als früher und irgendwie künstlich. Aber wir haben nie mehr über den Tod seines Vaters geredet. Niemand von uns wagte, ihn darauf anzusprechen.

Wir wuchsen und wurden älter, unsere Spiele und Sprüche veränderten sich, und die Necropolis gaben wir eines Tages auf. Die Kriechkeller hatten wir längst alle erforscht, die Speisekammer war neuerdings nachts mit einem Vorhängeschloss gesichert, und unsere aufwendig angelegte Höhle im Wäldchen hinterm Heubach, in der wir ein Luftgewehr und unsere Fletschen versteckt hatten, war eines Tages entdeckt und geplündert worden.

Vielleicht waren wir auch einfach aus dem Alter herausgewachsen, in dem man einen geheimen Club betreibt und stolz darauf ist.

Auch mein Spielzeug verhökerte ich nach und nach. Nur meinen Drachen und die vermackten Murmeln, mit denen schon Mutter als Kind gespielt hatte und die auch ich schon in den Fingern hatte, als ich noch ermahnt wurde, bloß keine Glasperle zu verschlucken, hob ich in einem alten Einmachglas auf meinem Pult immer noch auf und legte, wenn ich allein war, noch manchmal damit die bunten Reihen, Bilder und Muster, mit denen ich mir auch als kleines Kind die Zeit vertrieben hatte und die mir immer noch Freude machten, auch wenn ich das vor anderen längst nicht mehr gern zugeben mochte.

Spielzeug, wenn man von Doppelkopfkarten, einem Fußball oder einem Federballschläger absieht, nahm keiner von uns mehr in die Hand. Anderes schien jetzt wichtiger, vor allem Mädchen. Wir redeten sehr viel über sie, auch wenn wir gar keine Gelegenheit hatten, mit ihnen in Berührung zu kommen, sondern sie bestenfalls im Vorbeigehen sehen und über sie staunen durften. Bei «Klimbim» sahen wir die Brüste von Ingrid Steeger, in der «Bravo» lasen wir die Foto-Love-Story und erfuhren von ungeheuren Dingen, die so wirklichkeitsfremd und unwahrscheinlich klangen wie die biblischen Wunder.

Für uns war der erste Kuss so fern wie die Nordsee.

Nur Robby war schon weiter und schrieb wöchentlich Liebesbriefe an Nadia Comăneci. Wir lachten ihn aus, bis er eines Tages tatsächlich Antwort aus Rumänien erhielt und Nadia Comăneci unglaublicherweise nun auch in ihn verliebt war. Sie hatte rosafarbenes Briefpapier, das nach süßem Parfüm roch, und sie schrieb überraschenderweise fehlerfreies Deutsch in einer ziemlich schlampigen Handschrift. Für ein paar Tage genoss Robby Neid und Bewunderung des ganzen Internats. Dann aber fanden wir in seinem Pult die rumänischen Briefmarken, mit denen er die Liebesbriefe gefälscht hatte, bevor er sie irgendwie in den mittäglichen Poststapel des Präfekten hineingemogelt hatte.

Nun wurde er wieder verspottet. Vor allem aber waren wir beruhigt, dass auch ein ausgefuchster Typ wie er uns nichts voraus hatte. Wenigstens lebten wir alle in derselben trostlosen Entbehrung.

Es folgten die Todesfälle in der Halbdistanz, wie jeder sie im Laufe der Jahre erlebt, von bedingungsloser Willkür verhängt, scheinbar zufällig und einzigartig, aber auch wieder typisch für das, was sich irgendwann irgendwo nun eben doch ereignet und was, wie in Wellen oder konzentrischen Kreisen, die Menschen mehr oder weniger trifft. Steht man nicht selbst im Zentrum der Kreise, so ist man zwar nicht unberührt, aber auch nicht ins Herz getroffen. Es gibt Schrecksekunden, Mitgefühl und echtes Entsetzen, doch alles bleibt noch an der Oberfläche. Kratzer, sicher, aber keine Wunden.

Todesfälle in der Halbdistanz sind wie Streifschüsse – oder wie beunruhigende Geräusche, die mal leiser und mal lauter zu hören sind, aber auf nichts hindeuten, was in unmittelbarer Nähe geschieht oder jetzt und hier ernste Sorgen bereiten müsste. Der Abstand ist noch groß. Man wähnt sich in Sicherheit.

Matthias, aus der Klasse über mir, wurde von einem Lastwagen überfahren, als er am letzten Schultag vor den großen Ferien mit dem Fahrrad auf dem Weg nach Hause war. Das Abschlusszeugnis der Untersekunda steckte in seinem Tornister, den er auf den Gepäckträger geschnallt hatte. Es hieß, er sei beim Beginn eines heftigen Wolkenbruchs mit dem Fahrrad auf der Landstraße zwischen Groß-Reken und Heiden ausgerutscht und unter die mächtigen Räder eines Sattelschleppers gekommen, der just in dem Moment, in dem er vom Fahrrad mitten auf die Fahrbahn fiel, von hinten angerauscht kam.

«Der Sarg blieb zu, Leute, den hat keiner mehr aufgemacht», sagte Hudson herb und zog an der Zigarette, «von dem war nicht mehr viel übrig, das kannst du mir glauben. So ein Mensch besteht ja zu über neunzig Prozent aus Flüssigkeit, das müsst ihr euch mal vorstellen, da ist in solchen Fällen nicht mehr viel wiederzuerkennen. Das ist, als wenn du eine reife Tomate an die Wand wirfst. Es macht einfach klatsch und bumm!» Dazu blies er den Rauch durch die Nasenlöcher aus, und ich versuchte, es ihm gleichzutun.

Pater Wolfgang erzählte uns, der Vater von Matthias, ein erfolgreicher Unternehmer nahe der holländischen Grenze, habe bitterlich geweint und sich ihm verzweifelt in die Arme geworfen. Das schien mir übertrieben und unglaubwürdig. Ich hatte noch nie einen Mann weinen sehen.

Ein anderer Schüler, den ich nur vom Ansehen her kannte und der ein paar Jahre jünger war als ich, nahm sich das Leben. Die Eltern fanden ihn erhängt in seinem Zimmer. Die Lehrer waren schockiert, die Mitschüler in seiner Klasse auch, die ganze Schule trauerte offiziell, mit Gedenkminuten und Gottesdiensten. Die Eltern erschienen nicht, ließen aber verbreiten, es habe sich um einen schrecklichen Unfall mit einem Seil gehandelt, das nur zufällig in seinem Zimmer hing.

Niemand glaubte das.

Die Lehrer sollten in allen Klassen das Thema ansprechen und Fragen beantworten. Doch wir hatten keine Fragen. Vom Jugendamt kam eine Sozialarbeiterin und machte mit den Lehrern eine Fortbildung zur Suizidprävention, was uns noch einmal einen ganzen Tag schulfrei bescherte.

Nach ein paar Wochen, vermutlich schon nach ein paar Tagen, war alles wieder so wie früher in unserem Leben, und keiner sprach mehr von dem fürchterlichen Tod des Jungen. Vielleicht wäre es anders gewesen, wenn ich ihn besser gekannt hätte. Vielleicht aber auch nicht. Sein Tod war in meinem Leben eine Nachricht, aber keine Erfahrung. Unsere Erschütterung war nicht größer als bei der Nachricht von einem Flugzeugabsturz oder einem neuen RAF-Anschlag in der Tagesschau.

Kurz nach dem Abitur verunglückte Ralf. Er war ein großer Witzbold, spielte auf den Partys die Hammondorgel, brachte mit seinen Sprüchen jede Runde zum Lachen und war im Übrigen von der Tatsache, dass er das Abitur am Ende doch noch bestanden hatte, genauso überrascht wie seine Mitschüler und seine Lehrer. Besser gelaunt konnte man nicht durchs Leben gehen, und eine ruhigere Kugel als er schob keiner. Es soll ein Frontal-Kreuzusammenstoß an einer viel befahrenen Bottroper Kreuzung gewesen sein, bei dem sein roter VW Golf vollständig zerstört wurde. Ralf war auf der Stelle tot.

Auch der Sicherheitsgurt, an den uns unsere Eltern Tag für Tag mit fast schon religiösem Eifer erinnerten, seit wir unsere Führerscheine hatten, hatte ihm nicht geholfen. Seine Eltern, die nur dieses eine Kind hatten, konnten selbst am darauffolgenden Tag vor Schrecken kaum sprechen und schnappten nach jedem einzelnen Wort nach Luft, als würden sie immer wieder abtauchen und nur kurz an die Oberfläche kommen.

«Lutz», sagte Ralfs Vater und schnappte gleich wieder nach Luft, «wir wollen euch, also seine besten Freunde, verstehst du, bitten, den Sarg zu tragen. Das müssen doch keine Fremden machen, das regeln wir unter uns, nicht wahr?»

Mir verschlug es die Sprache. Am liebsten wäre ich im Erdboden versunken oder hätte mich mit einem Zauberspruch unsichtbar gemacht. Ich rief die anderen an, Frank, Norbert, Gregor, Peter, Michael. Sie alle reagierten genau wie ich. Wir zögerten, suchten nach Ausflüchten, und sagten schließlich doch ja. Die Eltern hatten ja recht. Es war eine Aufgabe für uns, seine Freunde.

«Ob wir wollen oder nicht», sagte Gregor, «das sind wir ihm nun einmal schuldig, und wenn nicht ihm, dann den Eltern.»

Da uns Trauerkleidung spießig vorkam, erschienen wir in Jeans und Lederjacke zur Beerdigung, die Bestatter bestanden aber darauf, dass wir weiße Handschuhe trugen, und sagten: «Mensch, Jungs, wisst ihr denn nicht, was sich gehört?»

Wir wussten es tatsächlich nicht.

Ralfs Eltern konnten sich kaum auf den Beinen halten und mussten beidseitig von Verwandten gestützt werden, als sie auf dem Parkfriedhof dem hell leuchtenden Kiefernsarg mit dem vielfarbig strahlenden Blumengesteck zum Grab folgten.

Mitarbeiter des Bestattungsinstituts flüsterten uns hektische Anweisungen zu, als wir den Sarg trugen und schließlich auf den Balken über der offenen Grabstelle absetzten.

Mit unseren weißen Adidas-Turnschuhen standen wir im feuchten Lehm, der links und rechts neben dem Grab aufgeschüttet war. Es war viel schwerer als gedacht, den Sarg herabzulassen und dabei nicht die Kontrolle zu verlieren. Nur mit Mühe gelang es uns, die Seile einigermaßen gleichmäßig durch die Hände rutschen zu lassen, den Sarg gerade zu halten und dann ohne einen harten Aufprall auf den Boden der Grabstelle zu setzen.

Bei all dem sahen wir gewiss sehr lächerlich aus mit löchrigen Bluejeans und weißen Handschuhen. Uns war auch lächerlich zumute.

Die Sache mit Ralf war schlimm. Witze machten wir darüber nicht, aber die Trauer, die wir empfinden sollten, konnten wir uns nicht einreden. Es blieb bei einem unbestimmten Gefühl. Noch nie war ein Freund von mir gestorben, und auch in der Familie hatte ich keinen Todesfall erlebt, der mir nahegegangen wäre. Also ging es uns wie dem Reh, das mit ansieht, wie das andere Reh erschossen wird. Jeder Jäger kennt diesen Augenblick. Das Reh, das überlebt, ist kolossal überrascht, blickt verdattert auf den toten Gefährten und läuft dann rasch davon, ohne sich mit der Sache noch länger zu befassen. Was bringt es auch? Wir sagten Dinge wie:

«Es kommt mir so unwirklich vor, dass er jetzt tot ist.» So war es. Wir hatten ihn nicht sterben, und wir hatten ihn nicht tot gesehen. Ralf war einfach nur verschwunden, von einem Tag auf den anderen. Aus und vorbei, fort. Es war nicht zu fassen. Irgendwo auf dem Weg vom Kopf in unsere Herzen war die Nachricht vollkommen verblasst.

«Jetzt bloß keine Heulerei», mahnte Claus, «das Leben

geht weiter!» Wir zogen am Abend des Beerdigungstages in den «Uhlenspiegel» und von dort weiter ins «Em Pom Pie». Wir tranken und lachten. Wir nannten es «Hully Gully» und «Rambazamba» und «Zug durch die Gemeinde» – wir waren immer kreativ, wenn es darum ging, unserer verantwortungslosen Ausgelassenheit neue Namen zu geben.

Es war am Ende eine Nacht wie so viele, die uns erst in den Morgenstunden entließ, als Halb- oder Volltrunkene, als ermüdete Schwärmer oder nimmersatte Träumer. Wir waren jung, selbstvergessen und knallvergnügt. Claus hatte recht. Das Leben ging weiter, und es war gut.

Ralfs Grab besuchte ich nicht wieder, seine Eltern habe ich nie mehr gesehen. Ich hätte auch nicht gewusst, was ich ihnen hätte sagen können.

Dann begann die Zeit, in der der Tod in meinem Leben unsichtbar wurde. Vielleicht war er auch einfach andernorts so beschäftigt, dass er mich für eine Weile vergaß. Nie zuvor und auch niemals danach war er so fern, nie zog er sich so weit zurück, nie nahm er so viel Rücksicht darauf, dass ihn niemand erwartete und niemand vermisste. Er schien spurlos verschwunden und machte nicht einmal in der Halbdistanz von sich reden. Der Tod ließ mich liebenswürdigerweise für eine gute, wohltuend lange Zeit ganz und gar in Ruhe und machte bis auf weiteres keinerlei Anstalten, sich wieder in Erinnerung zu bringen. Stattdessen bewies er ein ungeahntes Fingerspitzengefühl und wusste offenbar ganz genau, wann es Zeit war, sich taktvoll zurückzuziehen, die Tür leise zu schließen und zwei junge Menschen allein zu lassen.

IV

Renate schmeckte immer ein bisschen nach Pfefferminz. Ihre Lippen glänzten in der Sonne. Wenn ihr Mund offen stand, strahlten ihre Zähne, die schneeweiß, aber ein klein wenig schief waren. Ihre Haut war weich und zart. Ihre Haare rochen nach Honig, was ich mir vielleicht heute in der Erinnerung einbilde, das mag schon sein, aber vielleicht stimmt es ja auch und lag am Shampoo.

Ich konnte mich lange nur mit ihren Händen beschäftigen, sie anschauen und halten und streicheln, mich darüber wundern, wie unverwechselbar sie waren und wie ich Renate allein an den Händen unter Tausenden erkannt hätte, an den zarten Linien, den winzigen Härchen auf dem Handrücken, die nur gegen das Licht erkennbar waren, dann aber blond aufleuchteten, an den schmalen Fingernägeln, die sie nie lackierte, weil die schönsten Töne von Rot und Rosa und Violett ganz von allein durchschimmerten und kein Wundermittel dieser Welt Renate noch schöner machen konnte, als sie von Natur aus war. Nirgends in ihrem Gesicht fand sich das kleinste Fältchen, an ihrem ganzen Körper gab es keine Spur der Vergänglichkeit, das Leben hatte ihr noch nicht zugesetzt und ihr noch nichts weggenommen. Nur ihre Hände, die Haut unruhig und über den Fingergelenken zu kleinen Faltenbergen gestaucht, schienen schon einen reifen Erinnerungsschatz oder, umgekehrt, wie mir in manchen Momenten scheinen wollte, die angedeutete Zukunft des Alterns und Vergehens in sich zu tragen.

«Da sind Flüsse und Berge und Wälder», sagte ich einmal beim Sonnenbad auf einer menschenleeren Wiese vor dem Overbeckshof zu ihr, als wir zusammen im Gras lagen. Ich hielt ihre rechte Hand und strich mit der Fingerspitze meines Zeigefingers über ihren Handteller, der warm und trocken war. «Da sind ganze Landschaften, Schluchten, Felder, Wasserfälle und Höhlen. Ich sehe die ganze Welt, wenn ich deine Hände sehe, deine Lebenslinien und die deiner Vorfahren und die Wegkreuzung, an der wir uns getroffen haben, und die Wege, die vor uns liegen, und die Sackgassen, in denen wir uns verirren könnten.»

Sie rollte die Augen, schüttelte den Kopf mit dem blonden Pferdeschwanz, lachte mich keck aus und sagte: «Du spinnst, mein kleiner Dichter!»

Sie rückte noch ein Stück näher an mich heran, nahm meine Hand und schrieb mit dem Finger einzelne Buchstaben hinein, die ich mit geschlossenen Augen erspüren und erraten und zu Worten zusammenfügen sollte. Es dauerte nicht lange, bis ich ihr zartes Streicheln richtig verstanden hatte: «Ich liebe dich.»

Wir redeten Tag und Nacht, zogen an derselben Zigarette, lachten über dieselben Dinge, reisten kreuz und quer durch die Welt, mal mit Rucksack und Zelt, mal in ihrem weißen Y10 mit den knallroten Sitzen, ein frecher Farbklecks in den grauen Straßen der späten DDR, wo er manchmal einen kleinen Menschenauflauf verursachte, wenn wir in einem farblosen Zonendorf ausstiegen und Rast machten.

Wenn Renate müde wurde, begann sie sehr zu frieren, legte sich in meine Arme und schlief dort so schnell ein, als wäre ihr der Rest der Welt nun völlig schnuppe. Ich sah ihr Gesicht mit den geschlossenen Augen, ihre dunklen Wimpern, die so kunstvoll nebeneinander aufgereiht waren, dass man nach allen Zweifeln doch wieder an einen wunderbaren Schöpfergott glauben musste, der sich diese Bilder ausgedacht hatte. Zufall, so viel stand fest, konnte solche Schönheit nicht geschaffen haben.

Eines Tages machte ich aus diesem Gedanken einen versponnenen Aphorismus und schrieb ihn für Renate auf eine aquarellierte Karte, die ich ihr von einer Reise schickte: «Ich habe nie an Gott geglaubt, aber seit ich dich gesehen habe, bin ich mir meiner Sache nicht mehr sicher.»

Das entsprach zwar nicht der Wahrheit, denn ich hatte, wenn ich ehrlich war, trotz aller Irrtümer und Rebellionen nie an der Existenz Gottes gezweifelt, sondern war ihm gegenüber im Laufe der Jahre nur sehr gleichgültig geworden und ganz desinteressiert. Aber allein das Kesse und Drastische und Übermütige an meinem Vers gefiel mir genauso gut wie Jahre zuvor der verwegene Name Necropolis.

Renate gefiel mein Spruch auch. Sie küsste mich stürmisch, als ich von der Reise heimkam, und schmeckte wieder nach Pfefferminz. Die Karte hing noch viel später über ihrem Schreibtisch an der Pinnwand aus Kork und Sperrholz, die ich einmal für sie gebastelt hatte. Nur die Wasserfarben und die Tinte, «Pelikan Königsblau», verblassten erschreckend schnell.

Ich glaube, Renate genoss es, mir zuzuhören. Was ihr an mir gefiel, soweit ich das überhaupt sagen kann, war wohl das Versprechen auf eine große, wenigstens aber interessante Zukunft, die zwar damals noch gar nicht konkret absehbar war, aber vielleicht schon über die engen Grenzen unserer gemeinsamen Heimat und Herkunft hinauswies. Ich dagegen genoss es am meisten, mich mit Renates Körper zu befassen. Ihre Schönheit machte mich stolz und glücklich, ja, ihre Schönheit, auch wenn das eigenartig klingen mag, versöhnte mich mit mir selbst und meinem eigenen Körper, der mir nie gefallen hatte, bis sie begann, ihn zu streicheln und sich an ihn anzulehnen. Ich küsste ihren Hals, und sie schloss die Augen dabei. Ich streichelte ihre Füße und den kleinen Leberfleck am Knöchel. Ich ließ meine Finger über ihren Rücken gleiten, wenn sie in der Sonne lag, und zählte auf ihren Beinen die winzigen blonden Härchen, die nur im Sommer sichtbar wurden, wenn ihre Haut schon sehr gebräunt war und ich sie mit Sonnenöl einrieb. Ich sah sie im Winter in einem hellblauen Strickpullover und im Frühling in einem weißen Rock mit Spitzenrand. Ich konnte sie anschauen und mich freuen.

Am liebsten hätte ich nichts anderes getan, als sie nur immer weiter zu beobachten. Ich stand vor ihr wie vor einem genialen Kunstwerk oder einem grandiosen Naturschauspiel. Renates Schönheit überragte Bottrop wie der Eiffelturm Paris.

In dieser Zeit lernte ich laufen. Das ist beinahe wörtlich gemeint, denn ich hatte eine seltsame Schwäche, die vorderhand nicht sichtbar war, derer ich mir aber sehr bewusst war. Und wo sie sich zeigte, schämte ich mich. Ich konnte keine längere Strecke laufen, sondern gab immer schnell auf. Obwohl ich als Kind fast jeden Tag auf dem Bolzplatz und auch sonst nicht unsportlich war, fehlte mir das, was alle anderen Jungen offenbar besaßen: der Biss, die Härte, das Stehvermögen.

Auf dem Sportplatz in Maria-Veen, in Sichtweite der Pappeln und der Bahnstrecke, die täglich mein Fernweh befeuerte, gelang es sogar dem dicken Gero, irgendwie ins Ziel zu trotten, während ich spätestens nach einem halben Kilometer immer wieder aufgab und das zynische Geschrei unseres Turnlehrers hörte, der wie ein wild gewordener Feldwebel tobte und mich nun wieder dem Spott preisgab: «Brokbals gibt auf. Blamage für Deutschland!», rief er im Tonfall eines erregten Radioreporters lauthals und höhnisch über den Platz, wenn ich auf der Gegengeraden unter den Pappeln schon nach wenigen hundert Metern atemlos stehenblieb. Die Kretins und Schmeichler der Klasse lachten brav dazu, um dem Feldwebel zu gefallen.

Warum ich keine längeren Strecken laufen konnte, war mir selbst unerklärlich. Es ging einfach nicht. Ich war groß, gesund und sportlich, aber ich hatte einen Knoten in der Brust, der sich zuzog, sobald ich nicht mehr dem Ball nachlief oder auf dem Fahrrad saß, sondern die elenden Runden um den Sportplatz drehen musste oder beim Waldlauf in der Hülstener Heide schon nach den ersten drei Minuten entmutigt aufgab, atemlos und ganz gefangen in dem bedrückenden Bewusstsein, dass ich es einfach nicht kann und wieder aufgeben muss.

Wie der Pawlowsche Hund war mein Geist zuverlässig

darauf dressiert, schon zu kapitulieren, sobald ich nur den Turnlehrer oder den Sportplatz sah. Aber wieso schafften es alle anderen? Irgendetwas stimmte offenbar nicht mit mir. Auch mir, dachte ich in solchen Augenblicken, mangelte es an der «Lebenstüchtigkeit», wie der Arzt es damals genannt hatte, als er Mutter den Tod meines Zwillingsbruders mit einem einzigen Wort prägnant erklärte. Wie sollte ich einem langen Leben gewachsen sein, wenn ich schon als Fünfzehnjähriger bei den Bundesjugendspielen aus dem letzten Loch pfiff?

Renate durchschlug den Knoten mit einem Schlag. Ohne dass sie sich dessen bewusst war, hauchte sie mir im Nu das Zutrauen ein, das mir zuvor jahrelang gefehlt hatte. Ich wagte nun vieles, was ich nie zuvor gewagt hatte. Ich begann zu laufen und hörte nie wieder auf. Erst lief ich samstags und sonntags, dann aber immer häufiger und immer länger. Erst waren es verträumte, langsame Runden durch den Köllnischen Wald, bei denen ich gut nachdenken konnte und über das Denken die Anstrengung glatt vergaß. Dann lief ich weiter, bis zur Grafenmühle und nach Kirchhellen, ich begann, die Zeiten zu stoppen, und vermaß die Strecken mit dem Tachometer meines alten Rennrades, ich notierte alles genau, ich setzte mir ehrgeizigere Ziele, ich las Bücher von Sebastian Coe und Thomas Wessinghage über das richtige Lauftraining, ich besuchte ein Trainingslager im Sauerland mit Willi Wülbeck, ich lief erst fünf und zehn Kilometer, arbeitete an den aeroben Grundlagen, lief kurze und schnelle Intervalle, und dann zwanzig und schließlich zweiundvierzig Kilometer.

Es lief sich schon nach ein paar Monaten gut und leicht, ich erkannte mich selbst nicht wieder. Es war, als hätte ich einen neuen Körper geschenkt bekommen. Dabei hatte nur die Gewissheit, von Renate geliebt zu werden, dieses Wunder gewirkt und mir ein Vertrauen eingeflößt, das mir bis dahin immer gefehlt hatte.

Renate hatte mich verwandelt.

Es hatte Klick gemacht.

Das Laufen, befand ich, war eine Frage des Willens. Als ich im Jahr darauf das erste Mal auf die Marathonstrecke ging, war ich gut vorbereitet und durchtrainiert, ich hatte nichts dem Zufall überlassen, sondern jede Zwischenzeit vorausberechnet. Doch erlebte ich wie jeder unerfahrene Langstreckenläufer eine Durststrecke und einen Augenblick, in dem es kaum noch weiterging, als schon über dreißig Kilometer hinter mir lagen, das Ziel aber nicht näher rückte, sondern sich, im Gegenteil, wieder weiter entfernte, wie mir schien. Innerhalb weniger Kilometer hatte sich alles verändert, das gute Laufgefühl wich nicht einfach nur der Erschöpfung, sondern einem regelrechten

Ekel vor allem, was jetzt noch vor mir lag. Der Körper hatte genug und wollte nicht weiter.

Noch einmal erlebte ich die Augenblicke, die mir früher allen Mut genommen und mich zum Aufgeben gezwungen hatten. Doch diesmal konnte ich der drohenden Demütigung etwas entgegensetzen. Ich sagte ganz einfach: Ich will. Und mein Körper gehorchte wie ein Pferd, dem man die Sporen gab.

Es ging also doch. Nach ein paar Kilometern war die Krise durchgestanden. Ich wurde wieder schneller, war am Ende sogar überrascht, als es schon auf das Stadion und den letzten Kilometer zuging, und lief schließlich mit hochgerissenen Armen triumphierend über die Ziellinie, als wäre ich selbst Willi Wülbeck.

Renate strahlte mich an und drückte mich an sich, obwohl ich so durchgeschwitzt war. «Du bist ein Held!», sagte sie.

Weil ich so stark schwitzte, merkte sie nicht, dass Tränen aus meinen Augen liefen. Ob es Tränen der Erschöpfung oder der Freude waren, dessen war ich mir selbst nicht sicher.

Durch Renate schien sich nun alles zu verändern. Die Welt sah anders aus – und ich auch. Ich sah mich selbst gern im Spiegel und auf Fotos, ich wurde muskulöser und männlicher, trainierte täglich meinen Körper und verbrachte viel Zeit damit, über ihn nachzudenken. Kleinste Veränderungen fielen mir sogleich auf, ärgerten, beunruhigten oder erfreuten mich. Ich sah auf die Welt herab und fand, sie wäre eigens für mich geschaffen und werde sich, wie die widerspenstige Marathonstrecke, von mir bezwingen lassen, wenn ich es nur mit all meiner Kraft wollte.

Ich trug nun enge schwarze Hosen und schwarze Hemden, bei denen ich die obersten Knöpfe bis zum Ansatz des Brusthaares offen ließ. Meine liebsten Adjektive waren jetzt luzide, existentiell und postmodern, ich benutzte englische, französische und lateinische Einsprengsel und zitierte vorzugsweise Habermas oder Max Weber, von denen ich wenig gelesen, aber konversationstaugliche Zitate auswendig gelernt hatte.

Ich trug ein Kettchen um den Hals und wollte so lässig aussehen wie James Dean und so roh und verschlagen wie Rainer Werner Fassbinder. Ich schmierte mir Gel in die Haare und genoss die Aufmerksamkeit, die ich früher vermisst hatte und jetzt von Frauen im Übermaß bekam. Ich wurde immer eitler und immer selbstsüchtiger.

Schon ein paar Wochen, nachdem ich Renate kennengelernt hatte, es war an einem der ersten warmen Tage des Jahres, ging ich zur Sparkasse in der Johannesstraße, füllte einen gelben Auszahlungsschein aus und hob 1000 Mark von meinem Sparbuch ab. Davon kaufte ich noch am selben Tag ein Stativ und eine Nikon F-501, die damals neu war und mit ihrem Autofokus als technisches Wunderwerk gepriesen wurde.

Ich begann nun, beinahe jeden Tag zu fotografieren. Meistens fotografierte ich Renate. Ich beobachtete sie schon am Morgen, beim Frühstück und beim Zähneputzen, wie sie mit der Hand das Löffelchen in der Teetasse bewegte und wie sie sich die Haare kämmte und den Schal um den Hals legte. Ich fotografierte sie neben mir im Auto während der Fahrt und sogar abends im Restaurant oder im Kino oder im schummrigen Licht der Straßenlaternen, wenn wir Hand in Hand nach Hause schlenderten. Ständig rief ich: «Warte mal! Bleib genau so stehen, ja?!»

Ich kaufte hochempfindliche Filme, ISO-1600, um auch im Halbdunkel Renate fotografieren zu können. Ich experimentierte mit den unterschiedlichsten Lichtverhältnissen, mit Schwarzweißfilmen und Spezialfiltern.

Wenn wieder ein Film entwickelt war, je 36 Aufnahmen, holte ich die Bilder im Fotogeschäft in der Hochstraße ab, ohne den Umschlag zu öffnen. «Wollen Sie nicht nachschauen?», fragte manchmal ein Verkäufer, wenn er mir die Bilder gab. Er kannte mich schlecht. Erst am Abend, mit Renate zusammen, öffnete ich den Umschlag.

Wir zelebrierten diese Augenblicke wie feierliche Hochämter. Ich schaute jedes einzelne Bild erwartungsvoll an und war manchmal enttäuscht, aber oft auch begeistert, wenn eine Aufnahme besonders gelungen und Renate besonders gut getroffen war. Erst waren es dutzende, dann hunderte und schon bald über tausend Fotos von ihr. Sie füllten kunstlederne Alben im Regal.

Die besten Bilder ließ ich vergrößern und einrahmen. Das Kreuz aus Kevelaer mit dem handgeschnitzten Corpus, das ich zu meiner Firmung geschenkt bekommen hatte und das über der Tür im Wohnzimmer hing, nahm ich ab und legte es bäuchlings oben auf den Kleiderschrank. An seine Stelle trat eines meiner besten Fotos, wie ich fand, eine Schwarzweißaufnahme, die Renate in einer übermütigen Pirouette zeigte, bei der sich ihr weißer Rock rasch drehte und an den Rändern leicht hob, ihr Gesicht aber inmitten dieser dynamischen Unschärfen gestochen scharf und ganz unbewegt war, mit einem festen, ernsten Blick in die Kamera, großen Augen und einem leicht geöffneten Mund. Ich war der Meinung, es sei ein Bild, das mit Robert Mapplethorpe und Louis Faurer konkurrieren könnte, die meine Vorbilder als Fotografen waren.

Die Ikone im Schlafzimmer, das einzige Erbstück von

meiner Großmutter, verschwand ebenso. An ihrer statt hing nun ein Profilbild von uns beiden, das zeigte, wie wir uns mit geschlossenen Augen küssten. Ich hatte es mit Selbstauslöser gemacht und dafür zwei ganze Filme verknipst. Es war schwer, ein perfektes Foto zu machen, ohne im entscheidenden Augenblick durch den Sucher zu schauen. Auch war der Autofokus nicht so zuverlässig, wie Nikon es versprochen hatte. Aber es war auch ein großer Spaß, als wir uns dutzendfach für das Foto küssten. Die beste Aufnahme hatte ich Wochen später auf zwanzig mal dreißig Zentimeter vergrößern und dann auf eine kleine Sperrholzplatte aufziehen lassen. Mein letzter Blick vor dem Einschlafen und mein erster Blick an jedem neuen Tag fielen auf dieses Bild, auf Renate, auf uns beide.

Wäre ich in jener Zeit gefragt worden, warum ich Renate immerzu fotografierte, wäre ich um eine Antwort nicht verlegen gewesen. Ohne Zögern und Zweifel hätte ich gesagt: Weil ich sie liebe! Warum denn wohl sonst?

Jeder Widerspruch wäre mir haarsträubend vorgekommen, denn meine Liebe war doch keine Einbildung, und meine obsessive Lust, Renate immer aufs Neue zu fotografieren, spiegelte ja gerade das Maßlose und Übermächtige meiner Zuneigung. Es war eben eine große, ja die allergrößte Liebe, basta!

Und doch, der wahre Grund, sie Tag und Nacht fotografieren zu wollen, war, wie ich heute glaube, ein anderer: Renate war mein Besitz und meine Eroberung; sie gehörte mir. Ich stolzierte mit ihr durch die Welt wie mit einer Trophäe. Sie anzuschauen und sie zu fotografieren, sie in ihrer Schönheit zu sehen und zu zeigen – das fühlte sich etwa so an wie der triumphale Augenblick am Ende meines ersten Marathonlaufs. Jedes Foto von ihr dokumentierte nicht meine Liebe, sondern meinen Erfolg. Ich verehrte nicht Renate, sondern in Renate mich selbst.

Etwas anderes kam hinzu. Jedes Foto schien diese Zeit zu konservieren, es schützte sie vor allem, was ihr womöglich noch zustoßen mochte. Ich ahnte wohl, dass ich Renate verlieren könnte. Und gerade diese Ahnung verrät den doppelten Boden meiner Liebe für sie. Noch heute sehe ich die zwei letzten übriggebliebenen Fotos jener Zeit und finde darin Renates Schönheit und meine Jugend und das, was ich damals für die Liebe meines Lebens hielt. Auf den Fotos gibt es das alles immer noch, es scheint noch gesund und lebendig zu sein. Der heimliche Wunsch, es einzupacken und gut zu verstecken, es in Sicherheit zu bringen und ein für allemal gespeichert zu haben, so dass es mir gar nicht mehr genommen werden kann, hat sich so gesehen sogar erfüllt.

Doch die Wirklichkeit ist viel schneller als gedacht über alles hinweggegangen. Und mit der zerstörten Wirklichkeit verloren auch die Bilder ihren Glanz und ihre magischen Kräfte. Heute sehe ich die Bilder unbewegt an und staune, wie fremd mir Renate ist. Der Gott, den ich damals angebetet habe, ist tot.

Eines Tages, es war ein Samstag im Frühling, sagte Renate, sie müsse mit mir reden. Wir setzten uns mit unseren Kaffeetassen an den «Smedvik»-Tisch, den wir einmal zusammen ausgesucht und später selbst zusammengebaut hatten, unter ständigem Gelächter über die absurden Namen der Ikea-Möbel.

Sie sagte nun lauter Dinge, die ich nicht verstand. Sie sah sehr ernst aus dabei. Ich erinnere mich kaum an einzelne Worte, die sie sagte, sondern nur an mein vollständiges Unverständnis. Es ging darum, dass ich mich seit unserem Kennenlernen so sehr verändert hätte, wie sie meinte, dass sie mich manchmal gar nicht mehr wiedererkennen könne, und dass mir das alles ja sicher auch schon aufgefallen sei, und natürlich habe sie sich selbst auch verändert und sehe heute manches anders, man entwickele sich ja weiter, das sei ganz natürlich, und alles habe seine Zeit, und manchmal sei etwas einfach ausgelebt.

«Ausgelebt?», warf ich an dieser Stelle ein, «was ist das denn für ein komisches Wort?»

Sie sprach einfach weiter und gab mir Rätsel auf mit dem, was sie da sagte, und vielleicht hörte ich auch nicht richtig zu. Was mochte sie mit all dem bezwecken? Warum machte sie es an einem so schönen Tag so kompliziert mit diesem Gerede, das nach Problem und Krise klang?

Ich sagte: «Warte mal, Renate, das ist so interessantes Licht, ich hole mal rasch die Kamera. Bleib genau so sitzen!»

Zu verstehen begann ich erst, als sie sagte: «Ich liebe dich nicht mehr.»

Da ich das für unmöglich hielt, dauerte es trotzdem noch eine ganze Weile, bis ich das, was sie gesagt hatte, wirklich begriff. Erst Tage später erkannte ich den Ernst der Lage. Dann aber erklärte ich der Wirklichkeit den Krieg und verordnete den Kräften meiner Phantasie die totale Mobilmachung. Ich besprühte des Nachts Hauswände und die halbe Universität mit Liebeserklärungen für Renate, auf Deutsch und in den Fremdsprachen, die ich mehr oder weniger beherrschte. Ich schrieb ihr jeden Tag einen neuen, seitenlangen Brief, hinterließ kleine Geschenke unter ihrem Scheibenwischer, schickte ihr Blumen voraus und hinterher, und ich streichelte, wann immer ich sie sah, ihre Hand, weil ich sicher war, dass das in ihr die schönsten Erinnerungen wecken würde. Sie sagte «Lass das!» und zog die Hand weg.

Ich wollte mich nicht entmutigen lassen und heckte blindwütig immer neue Strategien für die Rückeroberung aus. Ich rief sie an und weinte wehleidig am Telefon, und schließlich öffnete ich eines Morgens die Tür zu dem Hörsaal, in dem sie gerade über die Tücken des Rechnungswesens belehrt wurde, platzte mit einem Strauß roter Rosen in die laufende Vorlesung und sang, obwohl ich nicht gut singen kann, «Ne me quitte pas!» von Jacques Brel. Das hatte ich einmal in einem Film gesehen, etwa so, nur dass das Lied dort ein ganz anderes war, ein amerikanischer Popsong oder ein Lied von Elvis, und die angebetete Frau war nicht Schülerin oder Studentin, sondern selbst die Lehrerin, die erst in großer Verlegenheit, dann aber doch überglücklich vor ihrer Highschool-Klasse stand, als ihr Ex-Mann singend vor ihr auf die Knie geht. Im Film endete die Szene mit der Versöhnung, mit Umarmungen, Tränen und Küssen. Die ganze Klasse applaudierte gerührt.

Einen ähnlichen Ausgang erwartete ich auch. Meine Liebeserklärungen mussten sich auf Dauer als unwiderstehlich erweisen, fand ich. Der Professor stand sprachlos und seelenruhig vor der Tafel, er schmunzelte wohlwollend, doch Renate stand mit knallrotem Gesicht auf, ging mit mir vor die Tür und sagte: «Weißt du eigentlich, wie peinlich du bist?» Dabei schubste sie mich mit beiden

Händen kräftig weg, so dass ich stolperte und beinahe gestürzt wäre. Ich konnte mich so schnell nicht entscheiden, was schmerzhafter war, das böse Wort, das sie gesagt hatte, oder dieses Verstoßenwerden durch die Hände, die ich doch zu lieben glaubte.

Noch eine Weile hing ich der Überzeugung an, Renates Gefühle und überhaupt die ganze Welt nach meinem Willen formen zu können, und hielt dabei nur die Willensstärke für ausschlaggebend, die Härte, Phantasie, Raffinesse und Unbeugsamkeit. Ich versprach Renate den Himmel auf Erden, schnitt mir die Haare ganz kurz, legte mich auf die Sonnenbank und trug Kontaktlinsen statt Brille, weil ich meinte, für die Rückeroberung besser, aber jedenfalls irgendwie ganz anders aussehen zu müssen. Ich kaufte eine Backmischung von Dr. Oetker und buk einen Kuchen, obwohl ich nicht backen kann. Ich bestach den Küster von der Kirche schräg gegenüber, damit er an Renates Geburtstag alle Glocken läutete. Doch nichts konnte sie mehr beeindrucken.

Dann begann ich, ihr nachzuspionieren, folgte in einem geliehenen Ford Escort stundenlang ihrem weißen Y10 und lungerte nachts vor ihrer Wohnung herum und sah, während ich kaugummikauend am Auto stand, einen fremden jungen Mann zu ihr ins Haus kommen. Ich begann zu frieren und wurde unruhig. Dann ging oben, in

Renates Wohnung, das Licht aus. Selbst ich in meinem Wertherschen Wahn verstand es nun.

Es war vorbei.

Mein Leben im siebten Himmel blieb eine kurze Episode. Ich fiel aus allen Wolken, stürzte taumelnd und landete hart in dem Leben, das gar nicht viel anders war als früher und mir jetzt doch freud- und sinnlos vorkam. Geändert hatte sich nicht viel. Nur war ich jetzt erwachsen oder bildete es mir wieder einmal ein. Der erste Kuss lag nicht mehr in einer verheißungsvollen Zukunft, sondern in einer bitteren Erinnerung, die im Rückspiegel kleiner wurde, verschwand und schon bald in unerreichbarer Ferne lag.

Zunächst, also für Wochen und Monate, lebte ich noch in einem Tempel, der Renate und unsere Liebe in tausend Bildern und Erinnerungsstücken zeigte. Ich fühlte mich mutterseelenallein. Dann zerstörte ich die groteske Kultstätte, nahm die Fotos ab, rahmte sie aus und warf eines Abends alles zusammen von der Rheinbrücke in Duisburg hinab in den Fluss. Ich drehte den blauen Müllsack einfach um und sah dem Treibgut auf dem Wasser noch ein paar Minuten nach. Erst schien es sich kaum von der Stelle zu bewegen, aber dann nahm es doch Fahrt auf, der Klumpen zerfiel in zahllose einzelne Fotos und Erinnerungsstücke und verschwand schließlich im Dunkel auf dem Weg nach Norden.

Ich stand auf der Brücke und weinte. Ich schaute auf das dunkle Wasser und stellte mir vor, den Bildern hinterherzuspringen, nicht um sie zu retten, sondern um meinem Leben ein Ende zu setzen.

Wie ernst meine Lebensmüdigkeit damals wirklich war, kann ich heute nicht mehr sagen. Ich suchte nach einer angemessenen Form des Protests und des Widerstandes gegen dieses himmelschreiende Unrecht, das mir widerfuhr. Unglücklicher als ich, meinte ich, war kein Mensch auf der Welt.

Nur ein einziges Foto, das erste, das es überhaupt von uns als Paar gab und das ein Fremder auf unsere Bitte hin während unserer ersten Reise gemacht hatte, hob ich auf. Wir stehen dort Arm in Arm nebeneinander und schauen überlegen in die Kamera und in die Welt hinein. Der Hochmut funkelt uns aus den Augen.

Ein anderes Foto fand ich Jahre später als Lesezeichen in einem Buch von Novalis. Es zeigte Renate mit geschlossenen Augen, und weil ich einen hochsensiblen Film und grobkörniges Fotopapier verwendet hatte, sind Wimpern und Augenbrauen in verblüffender Detailschärfe zu erkennen, fast so, als wäre es gar kein echtes Foto, sondern doch eine Kohlezeichnung.

Manchmal stoße ich heute noch auf das Bild. Ich hatte, als ich es nach Jahren fand, nicht mehr die Kraft oder die

Lust, es fortzuwerfen, sondern wusste bis dahin, dass ich Renate nicht abwickeln und nicht entsorgen kann. Einen besseren Platz aber, in der Schreibtischschublade oder im Fotoalbum, wollte ich dem Bild auch nicht zugestehen. Ich müsste nachsehen, aber ich vermute, es liegt noch immer in demselben Buch.

Nun war ich also allein und heimlich sehr unglücklich. Anmerken ließ ich es mir kaum. Lieber wollte ich es mit mir selber abmachen. Helfen konnte mir ohnehin niemand. Ich tröstete mich auf meine Art und gab mich vielen Verrücktheiten hin. Geblieben war mir von Renate nur das neu gewonnene Selbstvertrauen, die Kraft, die sie mir eingehaucht hatte, der durchschlagene Knoten, den ich in meiner Brust vermutet, der aber wohl doch in meiner Seele seinen Ort gehabt hatte.

Ich war nun jung, selbstbewusst und frei. Aber wozu sollte das alles denn gut sein? Nichts hatte Bestand, nichts war wahr. Alles war Täuschung oder Selbsttäuschung.

Ich wurde zynisch. Wenn die Welt nicht gut zu mir ist, so fand ich, brauche ich auch nicht gut zur Welt sein. Die große Kränkung machte mich bösartig und gerissen. Ich hörte auf, groß zu träumen, und begann, klein zu leben. Es zählte nur noch, was ich jetzt und hier haben konnte. Was ich wollte, nahm ich mir. So ging es auch, stellte ich fest, und war dabei nicht glücklich, aber immerzu so berauscht, dass ich aufhörte, über Glück und Unglück nachzudenken. Ich redete mir ein, dass es mir gut tut und nichts dabei ist. So war doch das Leben, und so war die Welt. Logen nicht alle? So waren nun einmal die Menschen, und so war auch ich.

«Carpe diem!», hörte ich mich ständig sagen, wenn Claus, Rainer, Rüdiger und ich ins «Exil» zogen, das nun den «Uhlenspiegel» als abendliche Heimat abgelöst hatte. «Carpe diem!», das klang ein bisschen gescheit und sehr wichtig, zugleich aber entschlossen und hemmungslos. So meinte ich es auch. Ich hatte es in einem Film gehört, der damals aus Amerika in die deutschen Kinos kam, der «Club der toten Dichter», in dem Robin Williams, der sich später das Leben nahm, sehr überzeugend seinen Schülern vermittelt, dass sie gedanklich aus der Enge ihrer Erziehung ausbrechen müssen und gesellschaftliche Konventionen wie Mauern sind, die man überspringen muss. Es war eine mitreißende Botschaft, die bei keinem der Millionen Kinobesucher in aller Welt auf so fruchtbaren Boden fiel wie bei mir.

«Carpe diem!» Ich verstand das als Zuruf, keine Skrupel zu haben, bloß nichts auszulassen im Leben und alles mitzunehmen, was ich kriegen konnte – und zwar hier und heute. Man musste in erster Linie Angst haben, etwas zu verpassen, deshalb probierte ich alles aus.

Als ich den Film viele Jahre später noch einmal sah, war ich fassungslos über mein eigenes Missverstehen. Von den tausend Arten, wie man den Zuruf deuten kann, war mir nur eine einzige in den Sinn gekommen. Außerdem fiel mir erst jetzt auf, dass «Carpe diem!» nur die halbe Botschaft ist, von der der Lehrer vor den Halbstarken im Film spricht. Das «Memento mori!» hatte ich überhört.

V

Etwas später in jenem Frühjahr, in dem Renate sich von mir getrennt hatte und die Staatsanwaltschaft Bochum gegen einen vorläufig noch unbekannten Schmierfink wegen Sachbeschädigung und Vandalismus ermittelte, begann das Sommersemester und mit ihm die Vorlesungszeit, der ich mit gemischten Gefühlen entgegensah, einerseits lustloser als zuvor, andererseits froh, dass nach den Extremen und Exzessen der letzten Zeit nun endlich wieder ein Stück Normalität und Ordnung in mein Leben zurückkehren würde.

Es gab nicht mehr viel, was ich ernst nahm, und nichts, was mir noch heilig war. Mein Studium aber wollte ich trotz aller Verrücktheiten nicht aufs Spiel setzen. Es schien mir immer noch der Schlüssel zu Aufstieg und Erfolg zu sein. Ich war so ehrgeizig und wissbegierig wie eh und je. Vielleicht war es auch schlicht das Einzige in meinem Leben, das noch intakt und beherrschbar war.

Ich hörte Mittlere und Neuere Geschichte, etwas über die Karolingische Bildungsreform und über die Bewegung zur Abschaffung der Sklaverei in den Vereinigten Staaten im neunzehnten Jahrhundert, außerdem in den Nebenfächern ein Seminar über moderne amerikanische Dramatiker und die Portraitkunst des «Fin de Siècle».

Ich stand nun kurz vor der Zwischenprüfung. Doch ich musste noch eine Vorlesung nachholen, die sich an Studienanfänger richtete, aber in den vergangenen Semestern wegen Krankheit des Dozenten mehrfach ausgefallen war: «Einführung in die Theorie der Geschichte.» Es war eine der Pflichtveranstaltungen für alle angehenden Historiker. Freiwillig wäre ich schon wegen des drögen Titels nicht hingegangen. So aber saß ich eines Morgens in einem der fensterlosen Hörsäle des Gebäudes GA und lernte einen mir bis dahin noch fremden Dozenten kennen, der bescheiden auftrat, nicht wie ein Geschichtsprofessor aussah, sondern mehr wie ein alternder Erdkundelehrer, mit Spitzbart, braunem Cordsakko und einer großformatigen Hornbrille, die damals schon lange aus der Mode gekommen war.

Was sollte man sich darunter vorstellen: Theorie der Geschichte? Wer brauchte so etwas? Ich wollte die Geschichte kennenlernen und verstehen, ich wollte über Geschichte reden und schreiben und vielleicht auch streiten darüber, welche Schlüsse aus der Geschichte zu ziehen sind und was wir aus ihr lernen könnten. Aber ich wollte mich nicht mit langweiligen Theorien herumschlagen.

Dr. Fröhlich begann wortlos, indem er mit einem Stück Kreide das Wort Geschichtsschreibung auf die Tafel schrieb, in schön gleichmäßiger und girlandenreicher, fast femininer Schrift und mit verblüffendem Augenmaß, um das sperrige Wort gleich beim ersten Versuch genau mittig zu platzieren. Dort stand es und blickte uns an.

Dr. Fröhlich fragte: «Was ist überhaupt Geschichte?»

Die Frage schien mir zu simpel, um sie zu beantworten, und ich verschränkte schweigend und etwas missmutig die Arme vor meiner Brust. Die Vorlesung, befand ich, war unter meinem Niveau. Es gab auch keinen Grund, sich zu Wort zu melden, denn andere taten es sogleich und sagten das Naheliegende.

«Geschichte ist alles, was geschehen ist.»

Nun konnte ich der Versuchung doch nicht widerstehen und rief laut dazwischen: «Das Wort deutet es ja schon an.»

Das gab den erhofften Lacher im Hörsaal, aber meine kleine Frechheit verdross Dr. Fröhlich nicht. Er wusste, was er tat, und führte uns von hier aus routiniert und geländekundig einen gedanklichen Abhang hinunter, auf dem es früher oder später, wie ich heute weiß, keine Trittsicherheit mehr gibt.

«Woher kennen wir denn das Geschehene?», fragte er.

Auch das war leicht zu beantworten: «Aus den Quellen.»

«Und was sind Quellen?»

«Alles, was sozusagen Auskunft geben kann, alles Schriftliche ohnehin, Urkunden, Akten, Bücher, Briefe, Selbstzeugnisse aller Art, natürlich auch mündliche Überlieferungen, außerdem Architektur, Kunst, Literatur, notfalls auch Höhlenmalerei und Archäologie, Grabfunde und Inschriften und dergleichen, einfach alles, was Aussagekraft hat.»

Sein Tafelbild füllte sich mit Pfeilen und Stichwörtern, indem er die Einwürfe und Vorschläge der Studenten nach und nach notierte, oft zustimmend, manchmal mit Präzisierungen und Einschränkungen. Etwas Neues hatte ich immer noch nicht gelernt.

«Aber was», fragte Dr. Fröhlich, und man sah ihm eine gewisse Vorfreude auf den weiteren Weg schon an, «wenn es das alles nicht gibt? Stellen wir uns ein Ereignis vor, ganz gleich, was, sagen wir einen Kriminalfall oder eine Stammesfehde, von mir aus auch ein Liebesdrama wie zwischen Romeo und Julia, eine politische Protestbewegung, einen Aufstand oder den gewaltsamen Tod eines Predigers vor 2000 Jahren. Was, wenn es keine Quellen gibt, die darauf schließen lassen, einfach gar nichts?»

Prompt antwortete jemand aus den hinteren Reihen: «Dann müssen wir suchen und Quellen finden, die vielleicht indirekt von dem Ereignis berichten oder seine Folgen widerspiegeln.»

«Nein, Sie haben mich falsch verstanden», sagte Dr. Fröhlich, «meine Frage lautet: Was, wenn es solche Quellen einfach nicht gibt, wenn es also nicht mehr um das Suchen nach diesen Quellen geht, sondern wenn ein Ereignis einfach gar keine Quellen hinterlassen hat?»

Jetzt gingen die Finger nicht mehr so schnell nach oben. Worauf wollte er denn hinaus?

Eine strickende Studentin in der ersten Reihe antwortete schließlich: «Also, wenn es wirklich nichts gibt, gar nichts, keinerlei Spuren oder Zeugnisse, überhaupt nichts, tja, dann können wir nichts wissen über ein solches Ereignis.» Sie ließ die Stricknadeln ruhen und wartete.

«Genau», antwortete Dr. Fröhlich, «es gehört dann nicht mehr zu dem, was wir Geschichte nennen. Es hat darin keinen Platz. Erst durch die Quellen wird es als Geschichte erschließbar. In der Geschichtsschreibung schreiben wir nie die gesamte Geschichte, sondern immer nur den Teil, der durch Quellen zugänglich ist. Unsere Geschichte, auch wenn wir sie noch so breit anlegen, ist immer nur ein Bildausschnitt. Nicht alles, was geschehen ist, ist für uns sichtbar.»

Ich löste meine verschränkten Arme, beugte mich vor und meldete mich jetzt doch zu Wort, um zu widersprechen: «Aber das heißt ja nicht, dass das Ereignis nicht stattgefunden hat. Nichts ist ungeschehen, nur weil es keine Quellen darüber gibt. Unser Wissen oder Unwissen ändert nichts an der Vergangenheit. Sie ist in sich abgeschlossen und kann nicht mehr verändert, aber auch nicht ungeschehen gemacht werden. Der Unterschied in Ihrem Beispiel liegt doch nur darin, ob wir etwas davon wissen und ob wir diese Geschichte erzählen können. Auch dort, wo Geschichtsschreibung unmöglich ist, hat die Geschichte doch stattgefunden, oder wollen Sie das etwa bestreiten?»

Dr. Fröhlich, das Kreidestück in der Hand, ging einen Schritt auf mich am Rand der dritten Reihe zu, ich sah erst jetzt, im Näherkommen, seine Gesichtszüge deutlich und darin einen traurigen Zug, der nicht zu dem passen wollte, was ich zu Beginn der Stunde glaubte, in seinem gut gelaunten Gesicht gesehen zu haben.

«Ja, junger Mann», sagte er, «das ist schon richtig. Aber Sie übersehen etwas. Das Unerzählte ist vom Ungeschehenen nicht zu unterscheiden. In der Vergangenheit bleibt die Vergangenheit unverändert, aber in unserer Gegenwart gibt es nur überlieferte Vergangenheit oder gar nichts. Was heißt schon ‹Es ist doch geschehen!›, wenn niemand Zeugnis darüber ablegen kann? Die schlechtesten Quellen sind unglaublich kostbar im Vergleich zu nichts. Und selbst eine schlechte oder bruchstückhafte oder verfälschte Geschichte, die jemand zusammengetragen oder erzählt hat, ist besser als dieses Nichts. Die nicht erzählte Vergangenheit ist tot. Sie ist verloren, und, ja, sie ist für uns wie ungeschehen, erst Quellen und Überlieferung erwecken sie zum Leben. Oder wenn Sie so wollen, kann man auch sagen: Eine Vergangenheit, die schweigt, ist eine Vergangenheit, die es nie gegeben hat. Was geschieht, kann sich nur behaupten, indem es sich mitteilt. Ihr Beharren darauf, dass etwas geschehen ist, von dem niemand etwas wissen kann, ist nicht falsch, aber es bleibt eine abstrakte Denkfigur ohne jede Bedeutung in der Wirklichkeit.»

Der Gong, mit dem unsere Vorlesungsstunden endeten, erklang gerade jetzt, ein milder C-Dur-Dreiklang aus grauen Lautsprechern in den Ecken, auf denen eine derart dicke Staubschicht lag, dass man die Flusen bis in die Mitte des Hörsaals hinein sehen konnte. Alle standen ohne jedes weitere Zögern auf.

Was Dr. Fröhlich noch sagte, vielleicht ein Hinweis auf die kommende Woche oder eine Lektüre-Empfehlung, ging im allgemeinen Lärm der zurückklappenden Sitzflächen und des Geschwätzes unter. Alle stopften Bücher und Papiere in ihre Taschen, manche hatten schon die Zigarette in der Hand oder begannen im Hinausschlendern, in den blauen Beuteln von «Drum» oder «Samson» zu fingern, um sich eine Zigarette zu drehen.

Auch ich war gleich im Gespräch mit anderen und schon zur Tür hinausgegangen, als ich doch noch einmal zurückging und sagte: «Dr. Fröhlich? Kann ich Sie noch etwas fragen?»

«Ja?»

«Was heißt das alles denn für die einzelne Biographie? Wir haben ja nur über Geschichte im Großen gesprochen, also die kollektive Erinnerung oder Überlieferung, die regelrechte Geschichtsschreibung durch Historiker und Gelehrte. Aber ist das alles nicht im Leben des Einzelnen ganz genauso? Wie haben Sie das formuliert? Das Unerzählte ist vom Ungeschehenen nicht zu unterscheiden. Oder?»

«Aber das kann ich Ihnen doch nicht beantworten, das müssen Sie sich schon selbst überlegen», antwortete er.

Er sah nun doch wieder gut gelaunt aus.

«Weiß der Himmel, was die Quellen, die Sie hinterlassen, später einmal hergeben werden und ob sich ein Mensch dafür interessieren wird. Am besten, Sie schreiben Ihre Geschichte gleich selbst», sagte er mit einem Augenzwinkern, während er seine Unterlagen zusammenpackte und in eine alte braune Ledertasche steckte, deren Lasche abgerissen war, so dass man sie nicht mehr verschließen konnte.

«Ich weiß nicht, ob ich dabei jetzt an mich selbst gedacht habe», antwortete ich, «vielleicht, ja, auch das. Aber die Frage stellt sich doch viel grundsätzlicher für jeden einzelnen Menschen, oder? Wer kann seine Geschichte erzählen? Was bleibt? Und was für eine Tragödie, wenn er keine Spuren hinterlässt. Was für ein Verlust! Er hat doch einmal gelebt! Ich meine jetzt nicht mich und nicht einmal unbedingt die, die heute leben, sondern alle, jeden einzelnen Menschen in der Geschichte.»

«Großartig. Sie machen mir Freude», sagte Dr. Fröhlich lachend und hielt sich dabei die Hand vor den Mund.

«Wie heißen Sie?»

Ich ärgerte mich und sagte: «Wieso lachen Sie mich denn aus?»

«Das tue ich gar nicht, wirklich nicht. Da bitte ich um Nachsicht. Wenn ich ehrlich bin, freue ich mich ein klein wenig, weil ich sehe, dass ich Sie zum Nachdenken gebracht habe und dass Sie auf einer interessanten Spur sind. Das sind so kleine Erfolgserlebnisse für unsereinen.»

«Aber wie denken Sie denn darüber? Wie verhalten sich die Begriffe, über die wir heute gesprochen haben, wenn man sie ins Verhältnis zum einzelnen Menschen, zur einzelnen Biographie setzt?»

«Schauen Sie», sagte Dr. Fröhlich und setzte sich jetzt mit einer Pobacke auf die Tischkante vorn im Hörsaal, der sich inzwischen ganz geleert hatte. Ich stand direkt vor ihm, die aufsteigenden Sitzreihen in meinem Rücken.

«Was stellen Sie sich denn jetzt für eine Antwort vor? Ich glaube, Sie kennen die Antwort längst selbst, sie keimt schon in Ihnen und wird wachsen. Sie wissen, dass diese Frage an die Existenz des Menschen selber rührt und nicht einfach nur eine Frage der Geschichtstheorie ist. Wer bin ich? Was bleibt? Welche Spuren hinterlasse ich? Wer kann meine Geschichte erzählen? Oder auch: Was in meiner Geschichte will ich am liebsten ungeschehen machen und hoffe, wenn niemand es erzählen kann, dass es dann auch wie ungeschehen ist? Was war das für ein Leben, das ich da gelebt habe?»

Plötzlich schien ihm ein anderer Gedanke in den Sinn zu kommen, er schob die Brille mit dem Mittelfinger auf der Nasenwurzel nach oben und fragte mich unvermittelt: «Haben Sie schon einmal einen sterbenden Menschen in den letzten Wochen seines Lebens begleitet?»

Ich verstand den Zusammenhang nicht und sagte stockend: «Sie meinen …? Ach so. Nein, da habe ich keine Erfahrung.»

«Nun, die Erfahrung werden Sie ja noch früh genug machen. Aber wenn Sie einmal mit Sterbenden zu tun haben, dann werden Sie sehen, dass dies genau die Fragen sind, die jeden Menschen am Lebensende beschäftigen, wenn er Zeit hat, darüber nachzudenken, und er nicht gerade vom Blitz getroffen wird. Sie verstehen, was ich meine, ja? Das sind urmenschliche Fragen, auf die wir als Historiker keine Antwort geben können. Es ist aber gut, wenn wir ein bisschen über unseren Tellerrand hinausschauen und auch einmal diesen Weg abschreiten, den Sie nun einschlagen wollen. Lesen Sie Kierkegaard, Heidegger, Karl Rahner und Ernst Jünger. Da werden Sie reichlich Stoff zum Nachdenken finden. Und wenn Ihnen das nicht reicht, dann machen Sie mit den Existentialisten weiter, mit Camus und Sartre. Und wenn die Saite in Ihnen nicht schwingt, dann müssen Sie es doch mit Theologie versuchen und eine Haltung zu dem finden, was Ihnen dort angeboten wird. Gott? Ewigkeit? Ein Schöpfer, der jeden kennt und will? Das Unverlorene eines jeden Einzelnen? Wie es bei Jesaja heißt: ‹Ich habe dich bei deinem Namen gerufen!› Sie müssen sich dann fragen, ob Sie das bejahen können und wie tragfähig das für Sie ist. Aber eine Antwort, wie Sie sie sich vielleicht vorgestellt haben, also, wenn ich das einmal so sagen darf, die einfache Antwort, die ein Kind sich wünscht und die wir uns alle vielleicht in schwachen Momenten wünschen, die werden Sie nicht finden. Da, wo es um die Existenz des Menschen geht, ist jeder auf sich allein gestellt und muss seine eigenen Antworten finden. Und die Geschichtsschreibung wird Sie auf diesem Weg enttäuschen. Wir sind nicht gut darin, dem einzelnen Menschen gerecht zu werden, glaube ich. Wir fragen nach Struktur und Prinzip, nach rechtlichen und ökonomischen Voraussetzungen, und inzwischen auch, Gott sei Dank, nach sozialen Bedingungen, nach dem Alltag, nach individueller Erfahrung. Aber der Einzelne bleibt uns doch immer fremd, weil er bei uns tot unterm Mikroskop liegt und wir immer nach dem suchen, was eben nicht individuell, sondern allgemeingültig ist und über das Individuelle hinausweist. Wir haben ein gestörtes Verhältnis zur Biographie des Einzelnen. Wir schreiben dicke Bücher über Kriege und Epochen, und der Mensch kommt darin nicht recht vor. Sie sehen, ich bin ein Skeptiker meiner eigenen Zunft und zweifle manchmal, ob ich in diesem Fach richtig bin.»

Ich sagte nichts mehr und konnte all das, was er jetzt gesagt hatte, auch nicht auf die Schnelle verarbeiten. Weil mir das aber peinlich war, traute ich mich nicht mehr, noch einmal nachzufragen, sondern konzentrierte mich darauf, ein verständiges Gesicht zu machen, so, als hätte ich es jetzt gründlich eingesehen und sei ganz seiner Meinung.

Wir gingen zusammen auf den Flur, und nachdem wir uns schon verabschiedet hatten, drehte er sich noch einmal um und sagte: «Sie haben mir immer noch nicht Ihren

Namen gesagt. Damit fängt aber doch jede biographische Geschichtsschreibung an, nicht wahr?»

Ich zögerte einen Moment lang. Dann antwortete ich: «Ich heiße Ludger Johannes Andreas Maria Brokbals.»

«Ach, das klingt ja interessant. Wieso haben Sie denn so viele Vornamen? Das müssen Sie mir dann doch noch einmal erzählen, ja?»

Ich antwortete: «Das ist eine lange Geschichte. Ein andermal gern. Ich nenne die Namen sonst nie alle, das habe ich nur als Kind manchmal gemacht, um mich wichtig zu tun. Aber gerade, als Sie mich fragten, fiel mir wieder ein, dass ich sie nicht unterschlagen sollte, sonst bleibt auch dort etwas unerzählt. Da gibt es ein paar Menschen, die keine Quellen hinterlassen haben, die es eigentlich gar nicht gegeben hat, aber, andererseits, die es ja doch einmal gab … Wie gesagt, eine lange Geschichte.»

Auf dem Weg von der Uni nach Hause hielt ich in der Buchhandlung Postberg in der Kirchhellener Straße und kaufte mir eine schwarze Kladde mit roten Ecken für 2,95 Mark. Ich setzte mich noch am selben Abend hin und begann zu schreiben, erst einmal chronologisch, ich notierte ganz einfach, wie der Tag verlaufen und was heute geschehen war.

Es war nicht das erste Mal in meinem Leben, dass ich

so schrieb. Aber die früheren Versuche, Tagebuch zu schreiben, hatte ich alle rasch wieder abgebrochen, einmal mit 14 und dann mit 16 Jahren. Es waren pubertäre Kurzschlusshandlungen gewesen, und das Wenige, was dabei herausgekommen war, hatte ich später einmal vernichtet. Doch ich spürte, dass es diesmal anders sein würde. So, wie ich gewusst hatte, dass ich nicht wieder aufhören würde zu laufen, nachdem ich erst einmal begonnen hatte, so spürte ich nun, dass ich nicht wieder aufhören würde zu schreiben. Es hatte noch einmal Klick gemacht. Der Kummer um Renate lieferte den ersten Erzählstoff, dann auch die aufwühlende Vorlesung und mein Gespräch mit Dr. Fröhlich, schließlich meine rauschhaften Erlebnisse in den Nächten und an den Wochenenden.

Was ich schrieb, hatte weder Hand noch Fuß, wie ich heute sehe. Ich schrieb Unwesentliches auf und verschwieg schamvoll viel Wesentlicheres, ich verlor manchmal den Anschluss, schrieb über viele Tage gar nicht oder vergaß das, was später im Rückblick viel wichtiger wurde. Es war auch nicht leicht zu entscheiden, was wichtig und was unwichtig war, was aufgeschrieben und im Aufschreiben genauer bedacht werden müsste.

Noch viel weniger hätte ich sagen können, warum genau ich schrieb oder für wen. Vielleicht stand ich wieder nur vor dem Spiegel und beobachtete mich selbst in einer

Mischung aus Bewunderung und Enttäuschung, immer schwankend zwischen Größenwahn und Minderwertigkeitsgefühl? Vielleicht machte ich mir nur etwas vor und machte mich und mein Leben zu dem neuen Götzen, den ich nun anbeten wollte? Das mag sein. Ich wüsste bis heute nicht gut zu begründen, warum ich Tag für Tag schreibe und all das aufschreibe, was kaum eine Bedeutung zu haben scheint.

Dennoch, ich begann in jenem verflixten Sommer zu schreiben, wie ich zu laufen begonnen hatte. Ich hörte nicht mehr auf und war nicht länger bereit, alles widerstandslos in die Vergessenheit hineinfallen zu lassen. Ich griff danach und hielt es fest, ich wollte es konservieren wie Renates Schönheit auf den Fotos.

Das mag damals der Ausgangspunkt gewesen sein. Doch bald brauchte ich keinen Grund mehr zum Schreiben und keinen Adressaten. Das Schreiben wurde alltäglich und selbstverständlich, so lebensnotwendig wie das Essen, Trinken, Schlafen.

Dr. Fröhlich habe ich nie mehr gesehen. Es kommt mir selbst eigenartig vor, denn natürlich hatte er mit seiner Vorlesung und unserem Gespräch meine Neugierde geweckt, und ich habe mich bisweilen noch in späteren Jahren gefragt, was er wohl zu der ein oder anderen Frage sagen würde, die mich beschäftigte. Doch in den darauffolgenden Wochen fiel seine Vorlesung erst einmal aus, weil er wieder krank war, und ich selbst begann, genauer nachzudenken, was ich mir von meinem Geschichtsstudium versprach.

Ich wechselte kurzentschlossen das Fach und studierte nun im Hauptfach Kunstgeschichte, was ich bis dahin nur im Nebenfach studiert hatte. Noch war es früh genug im Semester, um die begonnenen Vorlesungen und Seminare zu besuchen. Was ich einmal werden wollte, wusste ich nicht, und ich machte mir auch wenig Gedanken darüber. Doch hatte mir Dr. Fröhlich erfolgreich das Fach Geschichte ausgeredet. Vom Studium der Kunst versprach ich mir jetzt mehr, ich wusste nur nicht genau, was.

VI

Nachdem Renate mich aus meinen Träumen gerissen hatte, sah auch der Tod zur besonderen Schonung und Rücksichtnahme keinen weiteren Grund mehr und brachte sich nach langer Abwesenheit wieder in Erinnerung.

Ich war Anfang zwanzig, als in der Wohnung nebenan ein alter Mann starb. Frau Iwicki, die Nachbarin, schrie plötzlich hysterisch. Man hörte es gut durch die dünnen Wände in der Hebeleckstraße und verstand sofort, dass etwas Schlimmes passiert sein musste, auch wenn der Wortlaut nicht genau zu verstehen war. Schreie wie diese kommen im normalen Leben nicht vor. Der Tod hat eine eigene Tonart.

Ich öffnete die Tür zum Hausflur, in dem sie mir in der weißen Kittelschürze schon entgegenkam, mit den Armen rudernd und immer wieder «Mein Mann!» rufend. Sie griff nach meinem Unterarm und zog mich in die Wohnung hinein, in der es nach Eintopf und Würstchen roch. Ihr Mann, mit dem ich über Grußformeln hinaus niemals einen Satz gesprochen hatte und der sich überhaupt nur noch selten blicken ließ, seit er seine Brieftauben im Vorjahr hatte aufgeben müssen, saß im Sessel vor dem Fernseher, der Kopf war nach vorn gesunken, ein Arm hing wie leblos über die rechte Armlehne hinab.

«Haben Sie schon den Notarzt angerufen?», fragte ich.

«Ja», sagte Frau Iwicki.

Ich ging auf ihn zu und versuchte, ihn anzusprechen. Ich hatte Angst, ihn zu berühren, als haftete ihm, sollte er tot sein, etwas Gefährliches oder Ekelhaftes, vielleicht sogar Ansteckendes an. Ich überwand mich und hob schließlich seinen Kopf an. Seine Haut war ungewöhnlich fahl und dabei feucht, es stand kalter Schweiß auf seiner Stirn. Er regte sich nicht.

Dann fühlte ich nach seinem Puls und meinte, ein Klopfen zu spüren, doch fehlte mir die Routine, um zu beurteilen, ob es tatsächlich sein Puls oder doch mein eigener war, der jetzt vor Aufregung vermutlich schneller schlug und leichter zu erspüren war.

Frau Iwicki stand hinter mir, dann lief sie ins Treppenhaus, um zu sehen, ob der Rettungswagen schon kam, dann aber stürmte sie wieder herein und rief: «Siegmund!»

Ich hob seine Beine an, wie ich es einmal im Erste-Hilfe-Kurs für Fälle von Ohnmacht und Kreislaufschwäche gelernt hatte, und Frau Iwicki kippte die Rückenlehne des Fernsehsessels weit zurück. Da bewegte er seinen Kopf, und Frau Iwicki gab einen Laut des Schreckens von sich. Er lebte also und war nur ohnmächtig gewesen? Doch zu vollem Bewusstsein kam er nicht. Seine Augen öffneten sich nur halb und waren im nächsten Augenblick wieder geschlossen. Er atmete, wie es schien, wenn auch unregelmäßig und sehr schwach. Dann war er wieder vollständig regungslos.

Die Minuten, bis der Rettungswagen eintraf, kamen uns vor wie eine Ewigkeit. Im Fernseher lief die Sportschau, und es fiel Frau Iwicki nicht ein, ihn auszuschalten oder wenigstens den Ton abzudrehen, der jetzt den lächerlichen Hintergrund abgab für die Minuten, die über Leben und Tod entscheiden konnten. Ich wollte nicht hinhören, konnte aber nicht anders, als jedes Wort aus dem Fernseher genau wahrzunehmen, vor allem die aufgeregte, sich fast überschlagende Stimme von Heribert Faßbender, der immerzu von dramatischen Minuten am Ende der zweiten Halbzeit sprach, was doch auch Frau Iwicki irgendwie in Beziehung setzen musste zu dem Kollaps ihres Mannes und dem, was jetzt und hier in ihrem Leben geschah. Doch ich wagte auch nicht, den Fernseher auszuschalten oder sie darum zu bitten, sondern zog es vor, so zu tun, als hörte ich gar nicht hin.

Als die Rettungskräfte endlich kamen, erst zwei stämmige junge Männer, dann ein gehetzter junger Arzt mit

Brille, schickten sie uns aus dem Zimmer, und ich wartete mit Frau Iwicki in der Küche, wo der Eintopf noch auf dem Gasofen stand und die Würstchen in einem zweiten Topf daneben im sprudelnden Wasser zappelten. Sie waren aufgeplatzt. Ich drehte das Gas an beiden Platten ab.

Was genau im Wohnzimmer vorging, wussten wir nicht. Nach einer guten Viertelstunde trugen sie Herrn Iwicki auf einer Trage nach unten, er hatte eine Maske auf dem Gesicht, und mehrere Infusionen waren angeschlossen worden. Sie verluden ihn in den Rettungswagen, in den nun auch der Notarzt, der mit einem zweiten Wagen gekommen war, einstieg.

Ich stürzte mit Frau Iwicki zusammen aus dem Haus, setzte sie ins Auto und fuhr direkt hinter dem Krankenwagen her, der mit Blaulicht und Martinshorn von der Boy aus durch die Horster Straße und den Randebrock raste. Dann wartete ich mit ihr vor der Tür der Notaufnahme im Marienhospital, in dem ich, zwei Stockwerke höher, einst zur Welt gekommen war.

Frau Iwicki versuchte zu beten, war aber zu aufgeregt und kam zwischen den weißen Perlmuttperlen ihres Rosenkranzes immer wieder durcheinander und begann ständig von vorn: «Vater unser, der du bist im Himmel …» Sie zitterte. Ich hielt ihre Hand und betete aus Höflichkeit mit. Das Beten war mir längst fremd geworden, aber die

Worte kannte ich zu meiner eigenen Überraschung noch wie im Schlaf.

Als die schäbige Tür mit dem geriffelten Glas sich endlich öffnete und der Arzt im hochgeschlossenen Kittel mit dem wie zufällig hervorlugenden Krawattenknoten des Chefs herauskam, sagte er kein einziges Wort. Doch er machte ein Gesicht, das keinerlei Fragen offen ließ. Frau Iwicki verstand. Sie sprang vom Stuhl auf und schrie laut: «Herr Doktor! Ist es wahr? Ist es wahr? Ist es wahr?»

Der Arzt sagte immer noch nichts, schob aber die Unterlippe weit vor und bewegte den Kopf leicht nickend. Er kondolierte knapp und routiniert mit einer leichten Verbeugung und verschwand.

Frau Iwicki weinte hysterisch, und ich stand hilflos neben ihr. Mir war peinlich, wie laut und hemmungslos sie weinte, vor allem, wenn andere Patienten und Besucher vorbeikamen und uns anstarrten. Am liebsten hätte ich ihr gesagt, sie solle sich zusammenreißen und wenigstens nicht so laut heulen oder dass es doch gar nicht so schlimm ist, wenn ein alter Mann stirbt. Aber natürlich sagte ich nichts.

Eine Krankenschwester kam einen Augenblick später zu uns und sagte, wir könnten nun hineinkommen, wenn wir das wollten.

Ich wollte nicht.

Doch die Krankenschwester schaute mich an, als wolle sie sagen, dass ich mich gefälligst zusammenreißen und der alten Frau beistehen solle. Sie hielt uns die Tür schon auf und wartete. Also ging ich mit Frau Iwicki in das Zimmer, in dem die Wiederbelebungsversuche kurz zuvor abgebrochen worden waren.

Als sie ihren toten Mann sah, der mit Hose und Socken, aber mit nackter Brust und geöffnetem Hosenbund dalag, warf sie sich mit dem Oberkörper auf ihn, packte ihn bei den Schultern und schluchzte laut: «Siegmund, verlass mich nicht!» Sie schüttelte ihn und schluchzte und schrie. Dabei wiederholte sie immer diesen einen Satz: «Siegmund, verlass mich nicht!»

Alles, was sie jetzt sagte, sagte sie mehrfach. Es ging noch eine Weile so. Ich stand verlegen neben ihr und vermied, so gut es eben ging, den Toten anzusehen. Dann wurde sie allmählich stiller und verstummte schließlich ganz. Nur noch das Geräusch ihrer Nase, die sie immer wieder hochzog und zugleich mit einem Spitzentaschentuch abtupfte, war noch zu hören.

Auf einem Krankenblatt neben dem Toten standen sein Name, Siegmund Iwicki, und das Wort Myokardinfarkt, von dem ich nicht genau wusste, was es bedeutete, außerdem einige Zahlen, die jemand so schnell aufgeschrieben hatte, als würde es auf Ordnung und Lesbarkeit schon nicht mehr ankommen. Rechts oben in der Ecke in anderer Schrift noch eine Kritzelei: «Ex. 19.10 h»

Ich fragte: «Wollen wir gehen, Frau Iwicki?»

Sie antwortete nicht.

Dann nickte sie.

Ein Auge des Toten stand noch offen. Sie drückte es ihm zu, bevor wir gingen. Ich warf einen letzten Blick auf ihn und dann auf die Frau, die sich auf meinen Arm stützte. Sie roch nach Schweiß und «4711», ihr weißes Haar, in dem sie jeden Samstagvormittag bunte Lockenwickler trug, wenn ich ihr im Hausflur begegnete, war jetzt wüst zerzaust. Sie zitterte am ganzen Körper und hatte sich vor Aufregung die Unterlippe blutig gebissen.

Das Abenteuer, das ich als Zwölfjähriger gesucht hatte, die knabenhafte Lust, dem Tod einmal ins Gesicht zu sehen, genau das hatte ich nun zum ersten Mal erlebt. Ein wohltuender Grusel war es nicht mehr, sondern ein fürchterlicher Schrecken. Der Tod war also doch kein Spiel.

Die nächsten zwei Stunden verbrachte ich allein mit Frau Iwicki in ihrer Zwei-Zimmer-Wohnung in der Hebeleckstraße, die spiegelbildlich meiner Wohnung auf derselben Etage glich. Sie wartete auf die Ankunft ihrer Schwester aus Gelsenkirchen, ihrer einzigen noch lebenden Verwandten, die sie vom Münzfernsprecher in der Eingangshalle des Marienhospitals aus angerufen hatte.

«Ich habe Bohnenkaffee», sagte Frau Iwicki, «aber ich bin zu aufgeregt. Würden Sie ...?»

In ihrer Küche brühte ich den Kaffee für uns auf.

Der Fernseher lief jetzt nicht mehr. Vom Wohnzimmerfenster aus sah man die Dunstwolken über dem Löschturm der Zentralkokerei in den Bottroper Abendhimmel aufsteigen. Ich suchte mühsam nach Gesprächsstoff, um die alte Frau, die immer wieder zu weinen begann, auf andere Gedanken zu bringen. Der Kuckuck kam zu jeder halben Stunde aus seinem Kasten und machte den lächerlichen Laut, den ich manchmal, wenn es still war, durch die Wand hindurch bis in meine Wohnung hörte. Dazu senkten sich die Gewichte der Uhr, die zu Tannenzapfen geformt und mit bronzen glänzender Farbe lackiert waren. Ich sagte alle Floskeln auf, die mir jetzt in den Sinn kamen und die ich offenbar schon einmal irgendwo gehört haben musste.

«Vielleicht ist es besser so.»

«Wer weiß, wofür es gut ist.»

Und: «Wenigstens hat er nicht leiden müssen.»

Sie schien es gar nicht zu hören. Stattdessen stand sie auf, öffnete eine Klapptür der Schrankwand neben dem Fernseher und holte zu dem Kaffee eine Likörflasche mit eingestecktem Korken. Es war der «Aufgesetzte» nach ihrem eigenen Rezept, den sie selbst und ihr Mann sonst vor dem Schlafengehen tranken, wie sie sagte. Sie füllte zwei Pinnchen, die mit einer schwarzen Lore und Schlägel und Eisen dekoriert waren. Ein Abschiedsgeschenk der Werksleitung zur Pensionierung ihres Mannes. Dann reichte sie mir eines der Gläser und sagte: «Prost!»

Jetzt fielen mir endlich ein paar Fragen ein. Ich fragte Frau Iwicki, wie sie ihren Mann kennengelernt hatte, wie lange sie schon hier wohnte, wie sie den Krieg erlebt hat und wie sie nach Bottrop gekommen ist. Sie begann zu erzählen, auch wenn sie zwischendurch noch manches Mal traurig und auch wütend wurde. Einmal hob sie sogar die Faust und zeigte damit auf ihr Hochzeitsfoto, eine handkolorierte Schwarzweiß-Aufnahme aus der ersten Nachkriegszeit, auf der ich weder sie noch ihren Mann erkannt hätte, und sagte wieder: «Siegmund, warum verlässt du mich? Wie kannst du mir das antun?»

Dass sie ihm seinen Tod sozusagen vorwarf und sich von ihm im Stich gelassen fühlte, fand ich ungeheuerlich. Aber was wusste ich schon über die Gefühle einer alten Frau, die gerade ihren Mann verloren hat?

Das Leben, von dem sie erzählte, war ohne große Besonderheiten verlaufen. Das Kennenlernen beim Gleitschuhfahren, die Verlobung kurz vor Kriegsbeginn, der

Polenfeldzug und sein erster Lazarettaufenthalt, das Bangen um die Heimkehr des Bräutigams, die Bombennächte im Hochbunker am Boyer Markt, der Steckrübenwinter, die Tanzabende, die Währungsreform. Die Hoffnung auf Kinder und die bittere Erkenntnis, dass es bei der Kinderlosigkeit bleiben würde. Arbeit und Haushalt, das erste eigene Auto, ein Volkswagen mit einer Klappgarage auf dem Hof, die heute noch, dutzendfach mit bunten Flicken verklebt, hinter dem Haus stand, nur war es zuletzt ein Opel Kadett, der darin stand. Butterfahrten nach Venlo und Winterswijk, einmal im Jahr Ferien im Salzburger Land. Dann die Rente, das Alter, die letzten Brieftauben.

«Ich wusste ja, dass dieser Tag kommt, ich wusste es immer schon», sagte Frau Iwicki, «aber ich konnte es mir doch nicht vorstellen, wie es ist. So lange habe ich versucht, mich darauf einzustellen, irgendwie vorbereitet zu sein, wissen Sie, was ich meine? Aber jetzt kommt es doch unerwartet, und ich weiß gar nicht, wie ich das schaffen soll ohne ihn. Wir waren 59 Jahre verheiratet. Nächstes Jahr wollten wir Diamantene Hochzeit feiern. Und heute Morgen saß er doch noch da, genau dort, wo Sie jetzt sitzen.»

Dann weinte sie wieder, beruhigte sich, erzählte weiter und weinte wieder. Schließlich klingelte es an der Haustür, ihre Schwester, die selbst im Vorjahr Witwe geworden war und ebenso nach «4711» roch, kam die Treppe hinauf, ich öffnete ihr die Tür. Als die beiden alten Frauen sich weinend in den Armen lagen, schlich ich wortlos hinaus, zog die Flurtür zu, ging hinüber in meine Wohnung und hörte mit dem Kopfhörer laute Musik, vermutlich Heinz-Rudolf Kunze, Suzanne Vega oder BAP.

Viel Zeit blieb mir jetzt nicht mehr. Aber das konnte ich nicht ahnen. Noch schien mir meine Welt fest gefügt und gut geordnet. Es hatte weh getan, verlassen zu werden. Die Wunde war noch nicht verheilt, und manchmal, wenn ich ganz ehrlich bin, spüre ich noch heute, nach all diesen Jahren, die Wunde, die Renate mir zugefügt hat – oder war ich es doch selbst in meinem Größenwahn und meiner Selbstsucht?

Gleichviel. Es hatte mich tief getroffen und aus der Bahn geworfen, als sie ging, ich will es auch heute nicht bagatellisieren, so, als wären meine früheren Gefühle nicht genauso wahr gewesen wie alle, die ihnen folgten. Aber es ging in diesem Schmerz noch nicht ums Ganze. Tod und Abschied lagen in einer fernen Zukunft, der Boden unter meinen Füßen wankte nicht. Der Tag, an dem Siegmund Iwicki starb, war wie ein unerwarteter Windstoß, der mich unvorbereitet traf und mir heftig ins Gesicht schlug. Ich schüttelte mich einmal kurz, schlug den

Kragen hoch und ging dann ruhig weiter, ohne mich noch einmal umzusehen.

Das Leben war überraschend kompliziert, das hatte ich seit den ereignislosen, gleichförmigen Jahren in Maria-Veen längst gründlich erfahren, durch die Kapriolen meiner Gefühle, durch Verliebtsein, Hochmut, Triumph und Niederlage. Ich konnte viel mehr, als ich mir zugetraut hatte, und viel weniger, als ich erzwingen wollte. Wie eine Flipperkugel, die unberechenbar hin und her gestoßen wird, schwankte ich zwischen Kleinmut und Hochmut, zwischen Verzagtheit und Allmachtsphantasien. Das Leben war voller Enttäuschungen und Ungerechtigkeiten, es bestrafte manche Fehler harsch und konnte in bösen Momenten unerbittlich sein. Wunsch und Wille zählten wenig, viel weniger, als ich mir selbst manchmal hatte weismachen wollen. Was im Innern des Lebens regierte, war nicht zu begreifen, vielleicht war es nichts anderes als der Zufall.

Das waren die Dinge, mit denen ich damals haderte. Über den Tod dachte ich nicht nach. «Das sind unsere besten Jahre», sagte ich einmal zu Rainer, als wir auf dem Weg zu einer Party waren, «das müssen wir ausnutzen, und zwar gleich heute Abend.» Er stimmte mir zu und sagte: «Über alles andere können wir nachdenken, wenn wir alt sind.»

Zur Beerdigung von Siegmund Iwicki war ich schon nicht mehr in Bottrop. Am Sonntagmittag, am Tag nach seinem Tod, war ich nach München abgereist und begann eine Hospitanz im Lenbachhaus. Der D-Zug ab Essen fuhr die Rheinstrecke hinab, vorbei an Remagen und der Loreley, über Koblenz, Mainz und Frankfurt bis nach München. Ich teilte das Abteil lange Zeit nur mit einer älteren Dame, die genauso roch wie Frau Iwicki und ihre Schwester und die den beiden in gewisser Weise auch ähnlich war mit weißgrauer Dauerwelle, beigem Rock, grauer Strumpfhose, grüner Bluse und einer zweireihigen langen Bernsteinkette, die bis zum Bauch hinabhing.

Mir fiel erst jetzt auf, dass die meisten Frauen in dem Alter ungefähr so aussahen. Die Unterschiede waren geringfügig. Gefärbte Haare und Lippenstift waren damals für ältere Damen noch tabu. Spätestens ab Ende fünfzig trugen sie alle dieselben Farben und hatten die gleichen trüben Gesichter.

Wir wechselten nur wenige Worte. Sie las einen Groschenroman aus der Reihe «Der Bergdoktor», dessen Titel in Frakturschrift gesetzt und idiotischerweise von Zinnen eingerahmt war, fast als hätte der Graphiker, der sich das ausgedacht hatte, Berg und Burg verwechselt. Unter den Zinnen stand der Untertitel: «Schicksale zwischen Tal und Gipfel.»

Vielleicht war der alberne Groschenroman der Grund, warum ich auf die gelegentlichen Gesprächsangebote der alten Dame nicht eingehen und auch keinen Hagebuttentee aus ihrer Thermoskanne annehmen mochte, den sie mir mehrfach anbot.

Ich saß am Fenster und schaute auf den Fluss, ich hörte über Stunden gar nicht auf, aus dem Fenster zu schauen. Nur hin und wieder ging ich auf den Gang hinaus, vertrat mir die Beine und genoss am offenen Fenster die frische Luft, die sich, je weiter wir nach Süden kamen, veränderte und anders und frischer roch als bei uns in Bottrop.

In jedem Bahnhof schob ich die Scheibe herunter und lehnte mich hinaus. Das Geschehen auf den Bahnsteigen, fand ich, gab mehr her als die meisten Filme im Fernsehen oder Kino. Die Menschen in ihren Bewegungen, ihrer Eile, ihrem Ankommen und Abreisen, ihren Versuchen, Fahrpläne zu verstehen und sich auf dem Bahnsteig zurechtzufinden, und natürlich die Abschieds- und Wiedersehensszenen, die oft so rührend waren, wie ich mir das Innere des «Bergdoktors» vorstellte.

Ich hatte kurz zuvor «Hair» gesehen in der Verfilmung von Miloš Forman und fühlte mich an die Szene erinnert, in der Claude Hooper Bukowski durch Manhattan läuft und singt: «Where do I go?» Ich fand, dass er viel mit mir gemeinsam hatte, weil er ja aus Oklahoma kam und ich aus Bottrop. In meinem Kopf ließ ich die Szene immer und immer wieder ablaufen, der Provinzling in der Metropole, der junge Mann in der Masse, einsam und ziellos, auf der Suche nach seinem Weg, irgendwie überwältigt von all diesen Menschen und Eindrücken.

Beim Blick aus dem wartenden D-Zug im Frankfurter Hauptbahnhof fühlte ich mich nicht anders. «Where do I go? Why do I live and die?», sang ich stumm, als ich aus dem Fenster sah. Ich kam mir sehr überlegen vor, wenn ich zu der alten Dame mit ihrem Groschenroman hinüberblickte. Heute denke ich, dass mein Kitsch einfach nur eine andere Art von Kitsch war als ihrer.

Ab Stuttgart war das Abteil voll, und kurz darauf wurde es dunkel, so dass der schöne Kinofilm, der beim Blick aus dem Fenster ablief, zu Ende ging und ich nun stattdessen die bepackten und gedrängten Menschen vor Augen hatte, Studenten, Bundeswehrsoldaten, Fußballfans. Um kurz nach neun am Abend kamen wir in München an. Ich schlenderte mit meinem Rucksack zur Pension «Kaiser Ludwig» in der Grimmstraße. Am Dienstagmorgen begann ich meine Arbeit im Lenbachhaus. Ich war gut vorbereitet, jedenfalls was die wichtigsten Werke der Dauerausstellung anging, und kannte mich mit dem «Blauen Reiter» gut aus. In der ersten Woche durfte ich bei Führungen nur mitlaufen, dann erlaubte man mir, einzelne

Gruppen, wenn es sich nicht um wichtige oder kenntnisreiche Besucher handelte, selbst zu führen.

Ich glaube, ich machte meine Sache gut. Am liebsten und vielleicht auch am besten konnte ich über Franz Marc sprechen. Ich war von seinem Werk und seiner Biographie fasziniert, von seiner Wegsuche zwischen Kunst und Philosophie, seiner kompromisslosen Radikalität, als er sich von allen Menschen abwandte und nur noch Tiere malte, bis er nicht einmal mehr im Tierreich die Seelenruhe fand, die er suchte, und er sich stattdessen von allem Leben und jeder wesenhaften Form abwandte und so in die Abstraktion vorstieß, die bis heute jeder Hanswurst, der nicht malen kann, als seine eigene Ausdrucksform reklamiert.

Doch das Praktikum bestand nicht nur aus Führungen, vieles war dröge Verwaltungsarbeit, die ich als Hospitant in einer Behörde ähnlich hätte verrichten müssen, doch selbst die tat ich – von der für mich ganz neuen Aura der Kunst beseelt – emsig und beflissen.

Besonders aufregend war es, die Bilder im Magazin zu sehen, die noch gar nicht in der Ausstellung und für die Öffentlichkeit also nicht zugänglich waren, etwa den Nachlass von Alfred Kubin mit den dramatischen Zeichnungen seiner düsteren Kindheitserinnerungen.

Es war das erste Museum, das ich nicht als Besucher,

sondern als Mitarbeiter kennenlernte. Ich blickte hinter die Kulissen, staunte über vieles, fand manches ernüchternd, spürte aber mehr als alles andere, dass es im Museum etwas gab, das mir ein Wohlgefühl bereitete, das ich noch nicht kannte: die Nähe zur Kunst, nicht in einem geistigen Sinne, sondern ganz praktisch, die Nähe zum Kunstwerk. Wenn niemand zusah, berührte ich mit dem Finger den Rahmen und manchmal sogar die Leinwand, vorsichtig natürlich. Ich ließ meinen Finger über den Rücken des blauen Pferdes gleiten, wie Renate früher mit ihrem Finger über meinen Handteller gestrichen hatte. Einmal, als ich mich darauf verlassen konnte, unbeobachtet zu sein, küsste ich das Bild von Franz Marc und folgte dabei wohl einem nicht ganz gesunden, aber liebevollen Gefühl, mir das Werk zu eigen machen zu wollen.

Jeder, der mich dabei gesehen hätte, hätte mich für verrückt erklärt.

VII

Wäre ich ein Dichter, würde ich eine ganz andere Geschichte schreiben als diese. Wie mag es sein, wenn man so ungebunden und frei ist, dass man alles erfinden kann, ganz gleich, ob es wahr ist oder nicht?

Natürlich habe auch ich, wie viele andere, oft davon geträumt, alle Fesseln abzustreifen. So wie früher im Silentium schweifen meine Gedanken noch heute ab in die Ferne, nur ist es jetzt keine geographische, sondern eine phantastische Reise, die ich gern antreten würde, ein Ausflug über die Meere in mir, eine Seefahrt, auf der ich nicht nur der Erinnerung begegne, auf der vielmehr Undenkbares denkbar ist, wo niemand fragt, was stimmt und was nicht, wo ich ganz einfach ein anderer sein könnte. Doch wie früher schon ist es beim Träumen geblieben. Kein Mensch kann aus seiner Haut. Ich bin kein Dichter.

Ich bin nie auf den Kohlenzug in der Hülstener Kurve aufgesprungen, und ich habe nie eine Geschichte erdenken können, die allein meiner Phantasie und nicht meiner Erfahrung entspringt. Versucht habe ich es, trickreich und mit aufwendigen Kulissen, aber es ist mir nicht gelungen.

Einmal etwa hatte ich eine Erzählung im Sinn von einem Jungen, der ein bisschen eigensinnig und höchst empfindlich, aber im Grunde doch nicht verkehrt war, und ich ließ ihn wachsen und reifen an den kleinen Begebenheiten seines Alltages, an Glück und Unglück, an den unvorhergesehenen Schicksalsschlägen, ich zeichnete das Bild eines wachsenden Helden, der die wichtigsten Lektionen des Lebens lernte, also die Liebe und den Abschied, und er gefiel mir gut. Doch als ich begann, seine Geschichte aufzuschreiben, verwandelte er sich unwiderstehlich. So sehr ich mich dagegen stemmte und meine Phantasie zu verteidigen suchte, so sicher wurde ich doch in die schnöde Wirklichkeit meiner Biographie zurückgeworfen und erkannte bald wieder in allem, was ich geschrieben hatte, das vertraute Gesicht im Spiegel und die Lebensläufe, die für niemanden schlüssig sind außer für mich selbst.

Ja, hätte Renate recht gehabt mit ihrem milden Spott, und ich wäre nicht nur ein Spinner und Schwärmer gewesen, von Liebesglück betört und berauscht, sondern wirklich ein Dichter, würde ich eine andere Geschichte schreiben als diese und würde mich lösen von dem, was wirklich geschehen ist. Ich würde meine Glasperlen legen, wie ich will, ich würde meinem alten Freund Josef Knecht, der im Laufe der

Jahre an die Stelle El Cids getreten ist, zunicken, während ich immer neue Figuren und Muster erschaffe. Doch weil ich nicht zum Dichter tauge, kann ich es nur so aufschreiben, wie es gewesen ist. Es ist keine gute Geschichte.

Um Mutter hatte sich niemand Sorgen gemacht, am allerwenigsten ich, denn sie war ja immer da und war das volle Leben in jedem Atemzug. Sie betrat den Raum und füllte ihn mit ihrem viel zu lauten Lachen, das sturzbachartig und ohne jede Vorwarnung aus ihr herausprusten konnte; sie setzte sich hin, und alles Schwierige schien sich schon durch die Art, wie sie da saß, in einem mütterlichen «Ach, wird schon wieder» aufzulösen. Sie verstand sich auf die Kunst, gute Laune auch gegen schlechte Nachrichten zu verteidigen, gegen scheußliches Wetter und stänkernde Miesepeter. Wer sie sah, hielt das Leben für eine Art Backstube, in der immerzu neue Leckereien als gut duftendes Versprechen in der Luft liegen und abwechselnd herzhafte, deftige und süße Rezepte ausprobiert werden. Immer dampft und schmort es, die Vorräte und die guten Ideen gehen in dieser Küche nie aus. Nicht ohne Grund kommen mir heute, sobald ich an sie denke, Bilder in den Sinn, die sie mit Schürze, Topflappen und Backblech zeigen, mit einer genüsslich über die Lippe streifenden Zunge beim Probieren und Abschmecken oder mit der flachen, über den eigenen Bauch kreisenden

Hand, die die im rotwangigen Gesicht aufleuchtende Vorfreude begleitet. Ich höre, wenn ich heute an sie denke, ihre Stimme, wie sie vom Balkon im dritten Stock am Boyer Markt meinen Namen ruft, zu zwei Silben auseinandergezogen, Lu-utz, so dass ich beim Spielen aufmerke und genau horche, um den Ton dieses Rufes richtig zu deuten und zu verstehen, ob ich nun heimkommen muss oder ob sie mir nur einen kleinen Fresskorb ankündigen will, den sie manchmal am Seil vom Balkon herabließ, um mich und meine Spielkameraden mit Stullen, Äpfeln, Plätzchen und gelbem Sprudel zu versorgen.

Ja – das war sie für mich: Die Stimme, die aus heiterem Himmel meinen Namen ruft, die gute Fee, die dem sprödesten Alltag einen märchenhaften Zauber zufügt, indem sie Überraschungen und Naschereien unerwartet in mein Leben hinabschweben lässt. Dass ihr einmal etwas zustoßen könnte oder sie eines Tages nicht mehr da sein würde, war mir nicht in den Sinn gekommen, seit ich meine kleinkindlichen Ängste überwunden oder, wie wohl eher anzunehmen ist, in die Tiefen meines Unterbewusstseins zurückgedrängt hatte und dort seither unter Verschluss hielt. Es schien ein Naturgesetz zu sein, dass Mutter sich um uns unentwegt Sorgen machte, wir uns unsererseits aber niemals um sie sorgten. Dass sie gesund und unverwüstlich war, lebensfroh und immerzu unternehmungslustig, stand per se fest. Und wie sehr ich von dieser Gewissheit zehrte, konnte ich nicht ahnen. Kein Mensch freut sich Tag für Tag über die Vitamine, die ihn unsichtbar am Leben halten, er bemerkt sie nicht einmal. Nur ihren Mangel bekommt er zu spüren und kann daran sogar zugrunde gehen.

Wir hatten uns vielleicht mitunter um Vater gesorgt, denn er war älter und von Krieg und Kriegsgefangenschaft sichtlich mitgenommen, außerdem schien er unter der Last der Arbeit schneller zu altern, wie die allermeisten Väter meiner Schulkameraden auch, die, spätestens wenn sie das Alter von Pater Gerwald erreichten, grau und gebeugt waren und ein fahles Altersgesicht entwickelten, das von steinalten Greisen nicht zu unterscheiden war. Sie alle gingen, als trügen sie ständig eine unsichtbare Last auf ihren Schultern, die ihren Rücken krümmte und ihre Schritte verlangsamte. In ihren Gesichtern waren die schrecklichen Geheimnisse zu erahnen, die sie seit Jahrzehnten mit sich trugen, ohne darüber sprechen zu können.

Mutter dagegen ist in all den Jahren, in denen ich sie sah, nie gealtert. Es war schwer, sie sich jünger vorzustellen, und ihre wenigen Jugendfotografien aus den ersten Nachkriegsjahren, briefmarkengroße Schwarzweiß-Aufnahmen mit gestanztem Rand, die alle Jubeljahre einmal auf den

Tisch kamen, vielleicht bei einer Familienfeier oder einem Kaffeekränzchen, lösten bei uns heitere Ratlosigkeit aus, weil sie fremd und viel zu jung aussah auf diesen Bildern, während sie selbst wohl mit Stolz und Wehmut auf die verblühte Schönheit ihrer Jugend zurückblickte. Es war schwer, diese Bilder mit der Frau in Verbindung zu bringen, die wir kannten. Aber auch älter konnte man sie sich nicht vorstellen. Sie blieb von meinen frühesten Erinnerungen an bis zum Ende äußerlich ganz unverändert – oder meine Ignoranz war so tiefgreifend, dass mir nicht einmal auffiel, wie sie sich veränderte und älter wurde. Auch das ist denkbar.

Dass Mutter überhaupt ein Mensch war mit allem, was dazugehört, mit ihren eigenen Nöten und Ängsten, mit Einsamkeit und Enttäuschungen, habe ich lange nicht gesehen. Mutter war vor allem eine Selbstverständlichkeit. Man musste weder genau hinsehen noch über sie nachdenken.

Alt war sie nicht, soviel ist sicher. Vater war fast zehn Jahre älter. Wenn ich mich vielleicht einmal um ihn sorgte, und selbst darüber bin ich mir heute nicht mehr ganz im Klaren, dann wohl weil sich Mutter ständig um ihn sorgte und mich frühzeitig mit dieser Sorge infizierte, wenigstens in dem Maße, in dem ich dafür empfänglich war.

Mutter dagegen war kein Objekt der Sorge, vermutlich für niemanden auf der Welt, nachdem sie ihre Eltern früh verloren hatte und ich viel zu sehr mit mir selbst beschäftigt war, mein Vater unentwegt arbeitete und meine Schwestern früh das Haus verließen und ihre eigenen Familien hatten.

Heute quält mich manchmal ein einfacher Gedanke, der nicht verstummen will: Hat irgendjemand Mutter gefragt, wie es ihr geht, was sie braucht, was ihr fehlt? Ich jedenfalls nicht.

An einem Dienstagabend in München erreichte mich die Nachricht, ich solle nach Hause kommen, Mutter sei krank. Vater hatte in der Pension angerufen. Ich fand auf der Treppe nach oben einen Zettel, auf dem es hieß: «Anruf Herr Brokbals. Mutter krank, bitte nach Hause kommen!»

Ich erschrak. Weniger über den ersten als über den zweiten Teil der Nachricht. Was könnte passiert sein, dass ich auf der Stelle heimkommen müsste? Ich dachte an einen Unfall und lief gleich zum Bavariaring, um meinen Vater anzurufen.

Erst war die Telefonzelle besetzt, und ich musste warten, dann war die Leitung besetzt, ich musste es mehrfach versuchen und meine Groschen jedes Mal neu einwerfen. In der Zelle roch es unangenehm nach kaltem Zigarettenrauch. Als ich Vater endlich am Apparat hatte, sagte er, Mutter sei im Krankenhaus, etwas im Unterleib, weitere Untersuchungen seien nötig, Genaues wisse man noch nicht, Fragen müssten abgeklärt und Befunde abgewartet werden. Nein, kommen müsse ich nicht, das habe er so nicht gesagt. Es bestehe ja keine akute Lebensgefahr.

Das alles war unerfreulich, aber weniger dramatisch, als es im Telegrammstil der handschriftlichen Notiz meiner Wirtin geklungen hatte. Mutter konnte ich an diesem Abend nicht mehr anrufen, wohl aber am darauffolgenden Tag. Dann würde sich alles klären, hoffte ich.

Der Abend endete für mich in leichter Beunruhigung, aber nicht in Angst oder Schrecken. Ich war mit meinen Gedanken woanders, beim Tag, der hinter mir, und bei dem, der vor mir lag, und, wie immer, vor allem bei mir selbst.

In der Mittagspause des nächsten Tages rief ich im Krankenhaus an. Mutters Stimme klang einerseits normal und vertraut, andererseits aber doch so, als sei sie bedrückt oder traurig. Es gefiel mir nicht, wie sie sprach. Aber zur Sache sagte sie wenig und nichts Neues, sie hoffe, in der nächsten Woche nach Hause zu können, man warte noch auf Untersuchungsergebnisse. Da sei halt «etwas» im Bauch, aber man wisse noch nicht, worum es sich handelt. Ich stellte mir unter dem «etwas» eine Art Blinddarmentzündung vor.

Als ich am Ende der Woche abends in Bottrop ankam, fuhr ich direkt ins Marienhospital. Ich fragte an der Pforte nach Mutters Zimmernummer und ging auf die Station, klopfte und öffnete die Tür. Sie saß lesend im Bett, trug eines ihrer alten Nachthemden und warf sich mit einer Freude in meine Arme, die all meine Ängste vertrieb. Ihr ging es ja viel besser, als ich erwartet hatte! Sie sah auch unverändert aus, kräftig und vital. Arg krank konnte sie gar nicht sein, das war mit bloßem Auge zu erkennen. Vielleicht waren die ersten Nachrichten und Sorgen übertrieben gewesen.

Ich fragte nach den Befunden, verstand aber kaum, was daraus zu schließen sei. Auch Mutter schien sich nicht sicher, was sie davon hielt und wie schwer sie das alles nehmen wollte. Wir redeten gar nicht lange über die Krankheit und sie, sondern bald viel mehr über mich und die Neuigkeiten in meinem Leben. Sie fragte mich nach der Arbeit und nach der letzten Reise. Ich erzählte von München und von Franz Marc. Wir lachten, ich merkte ihr die Freude darüber an, dass ich nun wieder in ihrer Nähe war. Jetzt war ich mir sicher, keinen Grund zur Sorge zu haben.

Auf dem Weg nach draußen, obwohl es schon spät war, traf ich den Chefarzt, Dr. Sombart, fast ein Freund der Familie, jedenfalls aber uns allen seit Jahr und Tag bekannt von Gehirnerschütterungen, Platzwunden und Armbrüchen, eben dem, was im Leben einer größeren Familie im Laufe der Zeit an chirurgischen Aufgaben anfällt. Er war ein ungewöhnlicher Mann ohne Chefarztallüren, dessen Eigensinn sich schon in seinen nackenlangen grauen

Haaren und dem altmodischen Schnäuzer zeigte. Er zog mich gleich in sein Zimmer und bot mir einen Platz gegenüber von seinem unaufgeräumten Schreibtisch an, auf dem sich Unterlagen und medizinische Bücher türmten.

«Der Krebs hat schon gestreut», sagte er ungerührt und machte dazu die Handbewegung eines Sämannes, der das Saatgut großzügig durch die leicht gespreizten Finger rieseln lässt, so dass ich unwillkürlich an das Bild von van Gogh denken musste, das jahrelang als billiger Kunstdruck in meinem Zimmer gehangen hatte und mir immer noch gut gefiel.

Ich nickte im Zuhören, doch was das hieß, wusste ich nicht: «Der Krebs hat schon gestreut.» Ich hatte inzwischen viel gelernt und war mit Themen in Berührung gekommen, die mich zu Schulzeiten nicht interessiert hätten. Doch von Medizin verstand ich nichts, meine Wissenslücken waren hanebüchen. Die Funktion von Leber oder Niere hätte ich nicht erklären können. Ich wusste, wo Pompeji und Walden Pond, aber nicht, wo Bauchspeicheldrüse und Milz liegen. Über Krebs wusste ich, dass es sich um eine schlimme Krankheit handelt, mehr nicht.

«Schon etwas mehr als kindskopfgroß, am Rande der Gebärmutter», sagte Dr. Sombart, und diesmal formten sich seine schlanken Hände zu einer angedeuteten Kugel vor seinem Gesicht, die er prüfend anblickte, als wolle er sich noch einmal vergewissern, dass er die Größe damit auch in etwa treffend beschrieben habe. Auch das Wort *bösartig* fiel in diesen Augenblicken und ließ mich aufmerken. Es erschien mir so lebensnah und handfest, zugleich sehr literarisch im Vergleich zu den anderen, sterilen Ausdrücken, mit denen der Chefarzt um sich warf, Laparoskopie und Resektion und histologischer Befund.

Was Größe und Ort des Tumors zu bedeuten hatten, wusste ich nicht, ich war auch sehr abgelenkt von einem Gedanken, den ich nicht verdrängen konnte, obwohl er mir in diesem Augenblick unpassend schien und ich ihn natürlich schamvoll für mich behielt: Das Böse wuchs also genau dort, wo einst die sieben Kinder, die gesunden und die lebensuntüchtigen, die robusten und die überempfindlichen, herangewachsen waren: im Bauch meiner Mutter, dessen Inneres ich mir in meiner Kinderphantasie so schön und gemütlich ausgemalt hatte wie eine wohlriechende warme Badewanne.

Dort, wo sie uns bewahrt und getragen hatte, trug sie also nun einen Tumor durch die Welt, und auch dieser wuchs, wie damals wir, mit großer Geschwindigkeit, wie Dr. Sombart mir erklärte. Dass sich noch einmal ein solches Wunder der Natur in ihrem Bauch abspielte, wenn auch diesmal ein ganz anderes, böses Wunder, war Mutter nicht anzusehen gewesen, als ich sie Minuten zuvor besucht hatte.

Dr. Sombart war ungewöhnlich ernst, und es fehlten ganz die aufmunternden Sprüche, die er sonst, bei Blinddarmentzündung und Armbruch, routiniert vom Stapel ließ, das «Ein Indianer kennt keinen Schmerz» und «Davon geht die Welt nicht unter» und «Das kann doch einen Seemann nicht erschüttern». Diesmal war es offenbar anders. Vielleicht ging die Welt doch unter.

Die Diagnose war bestürzend, das begriff auch ich, aber doch wohl kein Grund, den Mut zu verlieren. Mutter, dachte ich, hat so viel im Leben durchgestanden, da wird sie auch das nicht umhauen. Außerdem schien mir einleuchtend, dass man den bösen Tumor, der sich verbotenerweise im warmen Schoß meiner Mutter eingenistet hatte, eben operativ entfernen musste, was ihn dem entzündeten Blinddarm, den Dr. Sombart mir einst herausgenommen hatte, noch ähnlicher machte.

Beunruhigender als Mutters Zustand und die Einlassungen des Chefarztes war das, was Vater sagte.

«Junge, wir müssen reden», sagte er noch an demselben Abend, und ich reagierte aggressiv auf seinen dringlichen Ton und seine düstere Miene. Wir saßen in den «Dalmatiner-Stuben» am Berliner Platz, aßen Zigeuner-Schnitzel und tranken Altbier. Vater sagte gleich nach dem letzten Bissen, als er das Besteck zur Seite gelegt und sich mit der Serviette den Mund abgewischt hatte:

«Also, Junge. Kann ich offen reden?»

«Klar. Was für eine seltsame Frage», antwortete ich.

Vater sagte: «Mutter wird sterben.»

Ich traute meinen Ohren nicht und ließ vor Schreck die Gabel fallen, was ein Geräusch verursachte, das auch an anderen Tischen gehört wurde und verärgerte Blicke in unsere Richtung provozierte.

«Aber wie kommst du denn darauf? Mutter? Sterben?», sagte ich mit gedämpfter Stimme und beugte mich vor zu ihm. «Ich habe doch eben erst mit Dr. Sombart gesprochen. Er hat kein Wort davon gesagt. Ich glaube, diesmal muss ich dir das sagen, was du mir früher immer gesagt hast: ‹Bloß nicht die Flinte ins Korn werfen!› Wie kannst du nur so etwas sagen?»

«Was hat Dr. Sombart denn gesagt?», fragte Vater.

«Hm? Na ja, das, was du auch weißt. Mutter hat einen Tumor, der muss entfernt werden, und dann folgt noch eine Chemietherapie.»

«Chemotherapie», warf Vater ein.

«Von mir aus, Chemotherapie. Vielleicht auch noch eine Art Bestrahlung. Und dann wird sie wieder gesund sein.»

«Das hat Dr. Sombart dir gesagt?»

«Ungefähr so, ja. Wieso siehst du denn gleich schwarz? Du warst doch sonst nie so pessimistisch?»

«Aber die Metastasen? Hat Dr. Sombart davon nicht gesprochen?»

«Doch, warte mal, ich glaube schon, ich bin mir nicht mehr sicher, aber das wird ja alles bei der Operation entfernt.»

«Aber es ist doch so ...», begann Vater, doch ich wurde ungehalten und wollte mir das nicht länger anhören und unterbrach ihn.

«Schau dir Mutter doch an, sie sieht aus wie das blühende Leben, wie man so sagt. Und du meinst, sie wird an dieser Krankheit sterben? Da täuschst du dich aber sehr, in ihr und in der modernen Medizin. Was meinst du, was die heute alles machen können! Ich will wirklich nicht, dass du so redest.»

Vater sagte jetzt nichts mehr. Er blickte durchs Lokal, als wolle er mir nicht in die Augen schauen. Dann trank er sein Glas aus und schlug vor, dass wir gehen. Ich fuhr ihn nach Hause zum Boyer Markt und war der Meinung, dass ich seine unbegründeten Ängste erfolgreich zerstreut hatte.

Das alles war zu Beginn des Frühlings. Es folgte die erste Operation, nach der Mutter sehr verändert aussah, erst durch die unmittelbaren Folgen und Strapazen des Eingriffs, dann aber auch auf eine schwer zu beschreibende

Art, eine Veränderung in ihren Gesichtszügen, die nicht an einer bestimmten Sache festzumachen war, sie aber tief verwandelt zeigte, als würde sich alles in ihrem Gesicht verhärten und sich jeder Muskel langsamer bewegen, wenn sie sprach oder die Augen bewegte. Ihr ursprünglich frohes und immer lebhaftes Gesicht, das ist vielleicht die beste Beschreibung, wurde jetzt schärfer, kantiger und steiniger. Der Ernst, der früher in seltenen Momenten auf ihrem Gesicht gelegen hatte, verschwand nun kaum noch und wurde zu einem Dauerzustand.

So sah ich sie auch in der Kur, die sich in einem trostlosen Kaff in Niedersachsen an die Operation und die unmittelbare Erholungsphase im Krankenhaus anschloss. Als ich sie besuchte, schienen ihre Bewegungen schwerfälliger geworden zu sein, obwohl es doch gerade jetzt aufwärts gehen sollte und sie so große Hoffnungen auf die Wochen hier gesetzt hatte. Sie klagte über Rückenschmerzen, was ich dem vielen Liegen zurechnete, und über schlaflose Nächte. Sie wurde auch wortkarg, was es mir besonders schwer machte. Immerhin, sie war auf den Beinen, wir konnten kleine Spaziergänge machen, eine Tasse Kaffee zusammen trinken und zusammen fernsehen.

Was hätte ich damals gesagt oder getan, wenn ich geahnt hätte, dass sich ihr Zustand von nun an rapide verschlechtern würde? Wenn ich gewusst hätte, dass es der letzte gemeinsame Spaziergang ist, die letzte Begegnung, bei der ich nicht an ihrem Krankenbett sitze und schräg von oben auf sie herabblicke? Für Abschiedsgespräche sah ich keinen Grund, überhaupt fand ich, ich sollte alle ernsteren Gespräche auf die Zeit verschieben, wenn es ihr endlich wieder besser gehen würde.

Ich ahnte nicht, dass ich die letzte Chance vertan hatte, mich von Mensch zu Mensch mit ihr auszutauschen, bevor die Wesensveränderungen einsetzten, die jeden todkranken Menschen zu einem Fremden machen und unüberbrückbare Gräben aufreißen.

Die schlechten Nachrichten aus Bottrop trafen von nun an bei mir ein wie die Wassertropfen, mit denen die Chinesen in alten Schurkenfilmen ihre Opfer malträtieren. Es hörte jetzt nicht mehr auf. Jedes Telefonat war ein solcher Tropfen, der dröhnend fiel und schmerzte, der mir immer von neuem Angst machte, so dass selbst die kurze Zeit zwischen den Tropfen bald nur noch aus Angst bestand. Blutwerte, Röntgenaufnahmen, neue Eingriffe, Nachoperationen, Infektionen, Fieber, Notoperation, Laborbefunde, Medikamentenumstellung, Chemotherapie und Bestrahlung. Was immer es Neues gab, es stand für die Angst und für die Hoffnung auch, aber jede Hoffnung wurde rasch enttäuscht und durch neue Angst ersetzt.

Ich arbeitete viel im Museum und hatte wenig Zeit. Ich fuhr nur selten am Wochenende nach Bottrop ins Marienhospital. Ich wollte mir mehr Zeit nehmen, wenn es Mutter besser gehen würde, denn an ihrer Genesung hatte ich trotz aller Rückschläge keinen Zweifel. War ich doch einmal für einen Nachmittag da, so saß ich am Krankenbett und hielt schweigend Mutters Hand, die manchmal fieberheiß und manchmal kalt und schlaff war.

Es gab immer weniger zu sagen. Wenn wir zu reden versuchten, machten wir uns gegenseitig traurig. Ich fand, ich müsste sie ermutigen, und sagte ihr, dass sie jetzt kämpfen solle und alles von ihr abhänge, von ihrem Lebenswillen und ihrem Biss. Sie war müde und antwortete nicht.

Einmal, als ich wieder eine meiner albernen Reden hielt und ihr sagte, sie solle nicht aufgeben, sondern kämpfen, antwortete sie gleichmütig: «Ich will nicht kämpfen, ich will leben.»

Die Tabletten wollte sie nicht mehr schlucken und warf sie unters Bett. Als ich es merkte, schimpfte ich sehr mit ihr, als habe sie die Mitarbeit an ihrer Genesung mutwillig verweigert und trage selbst mindestens eine Teilschuld an ihrem elenden Zustand. Sie sagte: «Ich kann nicht mehr.»

Wenn sie wach und etwas munterer war, sprach sie jetzt am liebsten von ihrer Kindheit im Krieg oder der Zeit, als ich klein war. Sie sprach auch von meinem Haushalt, meiner Wäsche und dem, was ich essen sollte. Es kam mir so nichtig vor, und ich verstand nicht, warum sie in diesem Zustand über meine Ernährung nachdachte oder darüber, ob ich frische Wäsche für die nächste Woche habe. Einmal brachte ich ein Buch mit und sagte ihr: «Schau mal, dein Lieblingsbuch, die ‹Gertrud›. Ich lese es dir vor, so wie du mir Old Shatterhand vorgelesen hast, als ich nach der Blinddarmoperation hier lag. Was hältst du davon?»

Ich fand, das war eine gute Idee, und auch Mutter schien sich zu freuen. Über ihr immer ernsteres und härteres Gesicht flog ein freundliches Lächeln, bei dem sie die Augen schloss und tief ausatmete.

Sie sagte: «Ja, lies nur, Lutz!»

Ich nippte an meiner Kaffeetasse, schlug die Beine übereinander und begann zu lesen: «Wenn ich, von außen her, über mein Leben weg schaue, sieht es nicht besonders glücklich aus. Doch darf ich es noch weniger unglücklich heißen, trotz aller Irrtümer. Es ist am Ende auch ganz töricht, so nach Glück und Unglück zu fragen, denn mir scheint, die unglücklichsten Tage meines Lebens gäbe ich schwerer hin als alle heiteren.»

Ich blickte nach diesen Sätzen kurz auf und sah, dass Mutter weinte. Ich wusste nicht, was ich sagen sollte, klappte das Buch zu und schaute verlegen aus dem Fenster.

«Lass es gut sein, Junge!», sagte sie. Es ist der letzte Satz von ihr, an den ich mich erinnern kann, ihr Abschiedswort an mich, in dem das Ende, der Schluss, aber auch die unüberbrückbare Distanz zwischen uns mitklingt. Wir hatten uns weit voneinander entfernt.

Wenn ich heute an diese Zeit zurückdenke, erkenne ich mich in den Erinnerungen selbst nicht wieder. Ich sehe einen jungen Mann, der mir in jeder Hinsicht fremd geworden ist, so fremd wie der gekränkte junge Mann, der Graffiti auf Hauswände gesprüht und im Hörsaal weinerliche Lieder gesungen hat. Am liebsten möchte ich nichts mit ihm zu tun haben. Wenigstens will ich ihn in einen Pappkarton stecken wie ein altes Foto, das verborgen im gesammelten Kram liegt und mir nicht Tag für Tag lebendig vor Augen steht. Ich will nicht so gewesen sein, wie ich damals war. Aber es ist nun einmal so gewesen. Nein – nicht es. *Ich* bin so gewesen. Hilflos, schwach und in einem so wichtigen Augenblick selbstverloren unterwegs in eine ungute Himmelsrichtung.

Mutter sollte gefälligst leben. Sie – oder wer immer dafür verantwortlich sein mochte – sollte sich meinem Willen beugen. Ich wollte sie nicht hergeben.

Ein paar Wochen später hatte sich Mutters Zustand sehr verschlechtert. An einem ungewöhnlich sonnigen Samstagmorgen im Oktober, einem dieser Tage, die Vater immer altväterlich als «Goldenen Herbst» bejubelte, um im nächsten Moment dazu ein Lied anzustimmen, «O Täler weit, o Höhen» oder «Bunt sind schon die Wälder», an einem solchen herbstfrohen Tag betrat ich das Krankenhaus, um Mutter zu besuchen, und traf schon im Treppenhaus den Chefarzt, der auch am Samstag nicht auf seine Visite verzichtete und gerade bei ihr im Zimmer gewesen war. Diesmal sagte er unumwunden: «Es tut mir leid, Herr Brokbals, Ihre Mutter wird es nicht mehr schaffen. Sie wird wohl heute sterben.»

Wie konnte er nur so etwas behaupten? Das konnte er ja gar nicht wissen. Gewiss waren noch nicht alle medizinischen Möglichkeiten ausgeschöpft, eine Heilung war doch jederzeit denkbar. Oder etwa nicht?

Dr. Sombart sagte nichts mehr, legte kurz die Hand auf meine linke Schulter und ging dann wortlos davon. Ich ging aufs Zimmer. Mutter lag schlafend da. Sie hatte ihre Haare durch alle Therapien hindurch erstaunlicherweise ganz behalten und sah jetzt, mit geschlossenen Augen, nicht viel anders aus, als wenn ich sie früher bei einem Mittagsschlaf auf dem Sofa daheim überraschte. Sterbende hatte ich mir anders vorgestellt.

Ich setzte mich an ihr Bett und berührte ihre Hand. Sie reagierte nicht darauf. Ich sprach sie an, erst vorsichtig und dann lauter, ich stupste sie an der Schulter, so kräftig, dass sie hätte aufwachen müssen. Ich sprach laut direkt in ihr Ohr hinein: «Warte, ich muss dir noch etwas Wichtiges sagen …»

Doch sie schlief und reagierte nicht.

Im Laufe des Tages kamen meine Schwestern. Die ganze Familie versammelte sich am Krankenbett, nur Vater fehlte. Er war, gewiss nicht zufällig, in den Wochen zuvor selbst krank geworden und noch nicht wieder auf den Beinen.

Mutter sprach nicht mehr. Wir wussten auch nicht, was wir einander sagen sollten, und starrten sie einfach nur erwartungsvoll und nervös an. Ich rechnete weiter fest mit einem Wunder und hielt den Chefarzt für unverschämt.

Ab dem frühen Nachmittag veränderte sich die Atmung und wurde unregelmäßiger. Auch die Gesichtsfarbe schien sich nun oft zu ändern, mal war sie sehr blass, dann wieder sehr rot und bläulich. Um die Nase herum wurde sie fast weiß, und die Nase schien spitzer zu werden. Binnen weniger Stunden hatte sie sich äußerlich sehr verändert.

Die Infusionen waren nach und nach alle abgenommen worden. Zum ersten Mal in dieser ganzen Zeit war sie nicht mehr an Schläuche und Kabel angeschlossen, sondern lag einfach schlafend da, wie befreit von den Fesseln der Krankenhausmaschinerie. Nur rasselte es jetzt bei jedem Atemzug in ihrer Kehle, ein schrecklicher, furchterregender Laut, und dabei schlief sie so tief und fest, dass sie nicht einmal mehr reagierte, wenn eine Krankenschwester kam und ihren Mund mit einem Wattestäbchen und Öl kräftig ausrieb.

Ich rechnete unverdrossen mit einem Wunder. Doch das Wunder blieb aus. Zu meiner völligen Überraschung starb Mutter, nachmittags um zwanzig nach fünf. Sie machte in den letzten Minuten tiefe, schnaufende Atemzüge, bei denen der ganze Körper bebte. Die Pausen zwischen den Atemzügen wurden immer länger. Wir waren nicht sicher, was genau nun geschieht, und einmal glaubten wir, sie sei gestorben, weil sie so lange nicht geatmet hatte und ihr Körper vollständig ruhte. Doch dann machte sie wieder einen kräftigen Atemzug, bei dem sich ihr ganzer Oberkörper bewegte und ein Schnaufen und einen Moment später ein leises Bläschengeräusch aus ihrem Mund drang. Dann war sie tot.

Ich riss die Tür auf, stürmte hinaus auf den Krankenhausflur und schrie aus voller Kehle: «Ein Arzt! Wir brauchen einen Arzt!»

Ich nahm an, der Tod sei ein Ereignis, das sofortige medizinische Hilfe erfordert. Eine koreanische Ärztin aus einer anderen Abteilung, die ich in meiner Erregung am Ärmel ins Zimmer hineinzog und anschrie, doch nun endlich etwas zu tun, nahm gleichmütig eine kleine Taschenlampe aus ihrer Kitteltasche, zog Mutters linkes Augenlid mit der Fingerspitze hoch und leuchtete kurz hinein. Dann sagte sie in gebrochenem Deutsch: «Frau is schon gegange.»

Ich hasste sie für ihr gebrochenes Deutsch, ihre Schlitzaugen und die vermaledeite Gelassenheit, mit der sie das Ungeheure aussprach. Sie ging wortlos, schüttelte dabei aber den Kopf über mich.

Was nun? Im Zimmer wurde es unheimlich. Da lag meine tote Mutter. In ihrem geschlossenen rechten Auge sammelte sich etwas Wasser, das allmählich durch die Lider nach außen drang und in den Augenwinkel floss. Kurz darauf rollte ihr eine dicke Träne die Wange hinab und hinterließ eine glänzende Spur in ihrem toten Gesicht.

Das letzte Sonnenlicht des Tages schien durchs Fenster und tauchte das Sterbebett in warme Farben. Das Schnaufen und Rasseln der letzten Stunden war verstummt. Es war so still im Zimmer, dass man die Stimmen auf dem Flur und draußen auf der Straße spielende Kinder und Fahrradklingeln hören konnte.

Schwester Silke kam. Sie trug einen kurzen weißen Kittel und hatte einen winzigen Diamanten im Nasenflügel stecken. Sie nahm eine Binde und band Mutter das Kinn hoch, um ihren Mund geschlossen zu halten. Sie bat uns auch, den Raum für ein paar Minuten zu verlassen. Was sie in dieser Zeit tat, weiß ich nicht. Ich traute mich nicht, sie danach zu fragen, auch wenn ich nicht sagen kann, was für eine Antwort ich fürchtete.

Eine Veränderung war nicht zu erkennen, als wir das Zimmer wieder betraten. Solange ich noch im Zimmer war, wagte ich kaum mehr, den toten Körper anzusehen. Ich hatte Angst vor diesem Körper und war nicht mehr sicher, ob das noch Mutter ist oder nicht. Ich berührte sie auch nicht mehr. Dagegen fragte ich mich, ob sich der Geruch im Zimmer verändert habe und ob Hudson damals doch nicht gelogen hatte, als er von dem scharfen Verwesungsgeruch erzählt hatte, der aus den Fensterritzen der Friedhofskapelle in Maria-Veen gedrungen sei. Das war ein absurder Gedanke, das spürte ich sogar jetzt noch, aber ich konnte diese Ängste nicht mehr beherrschen und den Anblick nicht mehr ertragen. Ich verließ das Zimmer, zog mir am Automaten eine Schachtel Zigaretten, zündete eine an, hustete und machte sie gleich wieder aus.

Meine Schwestern und ich fuhren zum Bestattungsinstitut. Ein Schreinermeister mit Vollbart, der nach Bier und Grillwurst roch, wünschte kurz Beileid und stellte dann eine Reihe von Fragen. Erdbestattung? Familiengruft? Soll Ihre Verstorbene aufgebahrt werden?

Aufgebahrt? Genau in diesem Augenblick musste ich wieder an Pater Gerwald denken und daran, wie seinerzeit das Wort gefallen war und uns elektrisiert hatte. Aufgebahrt! Das Wort hatte nun gar nichts Verwegenes mehr. Es klang grauenhaft.

Als der Bestatter die Tür zum Hinterzimmer und zur Werkstatt öffnete, um uns die zur Auswahl stehenden Särge und Leichenhemden zu zeigen, die hier auf Kleiderbügeln hingen wie die Frühjahrsmode im Kaufhaus, verlor ich die Nerven. Der Boden unter meinen Füßen schien sich zu bewegen, meine Schwestern stützten mich links und rechts wie einen Betrunkenen. Mir knickten die Knie ein. Ich musste mich setzen. Der Bestatter blickte mich aus seinem vollbärtigen Gesicht an, als wolle er sagen: Mist, so einer mal wieder, dann wird es sich wohl unnötig lange hinziehen.

«Wollen Sie ein Glas Wasser?», fragte er.

Ich schaute ihn an und verstand die Frage nicht. Wieso sollte mir ein Glas Wasser helfen? Mein Problem war ja nicht Durst oder Kreislaufschwäche. Das Leben selbst war nicht mehr auszuhalten.

Wir beschlossen, Mutter aufbahren zu lassen, nicht weil wir das wollten oder für klug hielten, sondern weil es damals bei uns noch so üblich war und weil man uns sagte, wir müssten den vielen Verwandten ja schließlich Gelegenheit geben, sich von der Toten zu verabschieden.

Wir entschieden, dass sie im Sarg das gelbe Kleid tragen sollte, das ihr immer so gut gestanden und das sie noch auf ihrem letzten Geburtstag kurz vor der Krebsdiagnose getragen hatte. Ich brachte, von Weinen unterbrochen, nur mühsam und stockend die Frage heraus, wie das geht, einer Toten ein Kleid anzuziehen. Ich hatte Angst, dass man ihr dafür die Knochen brechen müsste, wie es Hudson doch damals erzählt hatte, und dieser Gedanke verwüstete mein Gemüt noch mehr.

Der Bestatter sagte: «Nee, nee, junger Mann, dat stellen Sie sich falsch vor. Ganz ehrlich. Wir schneiden dat Kleid hinten auf. Die Arme kriegen wir rein, die kann man, wenn die Leichenstarre erst einmal vorbei is, langsam hochziehen, dat is halb so wild. Dat Kleid liegt dann am Ende mehr so drüber, aber dat sieht man ja nich. Aber Knochen brechen, nee, dat machen wir hier nich.»

Bis zur Beerdigung war Mutter in der Leichenhalle auf dem Ostfriedhof aufgebahrt. Keiner aus der weitläufigen Verwandtschaft wollte sie sehen. «Ich behalte sie lieber so in Erinnerung, wie sie zu Lebzeiten war», sagte Onkel Willi. Ich verstand. Eine Tote wollte niemand mehr sehen. Was damals gerade noch üblich war, hatte sich tatsächlich schon weitgehend verflüchtigt. Eine neue Zeit und eine neue Kultur hatten begonnen, auch auf dem Friedhof. Man starb jetzt im Krankenhaus und verschwand im Sarg. Ich war nicht der Einzige, der vor dem Tod davonlief.

Ich selbst ging noch zweimal zu ihr. Doch ich hielt es keine Minute aus, nicht einmal zehn Sekunden. Ich hatte sie seit der Todesstunde im Krankenhaus nicht mehr gesehen. Die Krankenschwestern hatten sie aus dem Zimmer gebracht und in einem Kühlraum im Keller des Krankenhauses abgestellt. Das Bestattungsunternehmen hatte sie am nächsten Tag mit dem Leichenwagen abgeholt und später gewaschen, angezogen und in den Sarg gelegt.

24 Stunden nachdem sie gestorben war, kam sie in der Leichenhalle an. Sie jetzt tot im offenen Sarg liegen zu sehen, war nicht zu ertragen. Ich schaute nur einmal kurz aus dem Augenwinkel hin, wie man ins Grelle blinzelt und gleich wieder das Auge schließt; ich sah nicht mehr als damals durch die schmutzige Fensterscheibe der kleinen Friedhofskapelle, nachdem Pater Gerwald gestorben war.

Das gelbe Kleid leuchtete wie Sonnenlicht, wohl auch, weil die Lampen von oben den offenen Sarg direkt beschienen. Die Einfassung aus Kunstseide und Spitze strahlte schneeweiß. Ihr Gesicht, das ich nur für den Bruchteil einer Sekunde tatsächlich anzuschauen wagte, war nun flacher, als wäre alles eingefallen. Ein grauer Schatten fiel auf die geschlossenen Augenlider, der Mund schien angespannt und trotzig, als wolle sich Mutter selbst diesem Augenblick verweigern.

Ich lief weg. Ich versuchte es noch einmal, früh am Morgen der Beisetzung, aber es ging nicht. Sobald ich sie sah, rannte ich. Ich stand schließlich draußen vor der Leichenhalle und hörte aus dem Innern des Gebäudes die Hammerschläge, als der Sarg geschlossen wurde. Auf dem Weg zum Grab trug ich ein Foto von ihrem letzten Geburtstag in der Brusttasche – Mutter mitten im Leben, Mutter als fleischgewordene Lust und Freude – und musste es immer wieder anschauen, um den Gedanken aushalten zu können, dass sie nun im Sarg lag und in Kürze vergraben wurde.

Auf dem Weg von der Leichenhalle zum offenen Grab zeigte ich jemandem in der Trauergesellschaft das Foto und sagte verbissen: «Hier, das ist sie! Und nicht das, was da im Sarg liegt, verstehen Sie?»

Man sah mich entgeistert und mitleidig an.

Als der Sarg sich senkte, begann ich, lautlos ein Lied zu summen. Dann wurde es schwarz vor meinen Augen. An die nächsten Stunden habe ich keine Erinnerung.

VIII

Vater starb bald darauf. Fast wäre er sogar wenige Tage später schon gestorben. Sein Zustand hatte sich in kurzer Zeit sehr verschlechtert, am Tag von Mutters Beerdigung war er selbst todkrank, die Ärzte zeigten sich ratlos, und dann hieß es eines Abends: «Sie müssen mit dem Schlimmsten rechnen, Herr Brokbals. Vielleicht wollen Sie heute Nacht lieber hier bleiben?»

Ich richtete mich also in einem Klappsessel neben dem Bett ein, den eine Krankenschwester ins Zimmer geschoben hatte, schaute auf Vater, der mit leicht geöffnetem Mund und sehr flacher Atmung weitgehend regungslos dalag, und rechnete nun tatsächlich mit dem Schlimmsten. Ich hatte verstanden, dass man ärztliche Warnungen dieser Art doch ernst nehmen musste und dass Menschen auch gegen meinen ausdrücklichen Willen sterben können.

Für die Nacht hatte ich drei Dosen Coca-Cola dabei und zum Essen eine «Prinzenrolle». Die Krankenschwester brachte mir eine Wolldecke. Ganz dunkel wurde es nicht im Zimmer, eine Neonröhre in der Bettverkleidung warf ein kaltes, hässliches Licht nach oben an die lindgrüne Wand und die geweißte Zimmerdecke mit der Rauhfasertapete.

An Schlaf war ohnehin nicht zu denken. Ich spürte den Tod, der mir jetzt schon bekannter und vertrauter war, im Zimmer und dachte an einen alten Schwarzweißfilm über Professor Sauerbruch, den ich als Kind einmal gesehen hatte. Da drückte sich der große Arzt ganz volkstümlich und allegorisch aus, indem er zu seinem Patienten, der ihn gefragt hatte, wie die Dinge stehen, sagte: «Freund Hain schleicht schon ums Haus.» Das leuchtete mir nun ganz und gar ein. So konnte, ja, so musste man über den Tod reden. Auch ich hatte jetzt das Gefühl, ich könnte ihn vielleicht sehen und riechen, ich müsste auf der Hut sein und Obacht geben, dass er mich nicht plötzlich von hinten anspringt.

Der Tod ist nicht einfach ein Ereignis, er ist ein Wesen, das kommt, manchmal mit Radau hineinplatzt mitten ins Leben, sich manchmal aber auch katzengleich auf leisen Pfoten unbemerkt hineinschleicht und behende sein grauenhaftes Geschäft verrichtet.

Darüber dachte ich nach in diesen Stunden, ja, ich dachte zu viel darüber nach, bis ich tatsächlich aufstand und den Vorhang zurückzog, weil ich ein unheimliches Knistern dahinter gehört hatte und meinte, dort verstecke er sich vielleicht, der Freund Hain. Ich war jetzt nicht mehr ganz bei Trost, konnte mir das aber leicht verzeihen, denn wie sollte man einen klaren Kopf bewahren, wenn man binnen einer einzigen Woche erst am Sterbebett der Mutter und dann an dem des Vaters saß?

Ich setzte mich wieder hin, zog mir die Wolldecke bis an den Hals und tat etwas Ungeheures, was mir bis dahin nicht eingefallen war, auch nicht in all den quälenden Stunden an Mutters Krankenbett oder an ihrem Sterbetag oder auf dem Weg zu ihrem offenen Sarg in der Leichenhalle: Ich begann zu beten. Dass ich aus reiner Not betete und nicht etwa aus frommem Glauben, war mir sehr wohl bewusst. Dass allein die Angst mich dazu trieb, verstand ich genau. Aber es war mir jetzt gleichgültig.

Ich betete so, wie die armen Kerle im Schützengraben und in Stalingrad gebetet haben, nicht weil sie so gläubig, sondern weil sie so verzweifelt waren. Aber wertete das allein ihr Gebet schon ab? Verriet die menschliche Schwäche, sich erst in Not und Ausweglosigkeit Gott zuzuwenden, dass es keinen Gott gab und der Mensch ihn nur erfunden hatte? Vielleicht. Da war ich mir nicht sicher. Ich wusste mir nur keinen anderen Rat mehr und hatte das Gefühl, dass ich selbst nicht einen einzigen Tag mehr weiterleben könnte, wenn Vater in dieser Nacht sterben würde.

Ich musste Zeit gewinnen, irgendwie, und wenn es eben nicht anders ging und die Ärzte mich schon wieder im Stich ließen, dann Herrgott nochmal, ja, von mir aus auch durch Beten! Ich stammelte hilflose Gebete, ich flehte den Himmel an, murmelte Psalmen und Marienlieder, die mir noch aus der Zeit im Internat vertraut waren, alles, was mir nur einfallen wollte. «Noch nicht! Bitte nicht heute! Ich bin noch nicht bereit, ich brauche mehr Zeit!», ging es mir betend oder seufzend durch den Kopf. Genau genommen betete nicht ich; es betete in mir.

Darüber schlief ich irgendwann in meinem Klappsessel ein. Im Traum dieser Stunden sah ich Professor Sauerbruch, der mir die Hand auf die Schulter legt, ich sah Petter Moen in seiner norwegischen Gefängniszelle, wie er gegen alle Zweifel zu beten beginnt und sich nie richtig entscheiden kann, ob er nun an Gott glaubt oder nicht, ich sah Vater in seiner Landseruniform, der irgendwo in Russland in einem Dreckloch liegt und nur noch sehr schwach atmet, und Mutter, die sonnengelb leuchtet, dort unten in ihrem Grab.

Und ich sah mich selbst in diesem Traum, mich selbst, der ein ärmelloses Trikot und eine Startnummer auf der Brust trägt und der immer rennt und rennt und dabei ruft: «Einen Arzt! Wir brauchen sofort einen Arzt!» Die Zuschauer links und rechts auf den Rängen machen dazu alle die gleiche Scheibenwischergeste vor ihren Gesichtern, um mir zu zeigen, dass ich den Verstand verloren habe.

Ich wachte auf, als Vater mich ansprach: «Junge, gib mir mal die Teetasse!» Ich brauchte einen Moment, um mir darüber klar zu werden, wo ich war und warum, was Traum und was Wirklichkeit war, dass Professor Sauerbruch mir natürlich nur im Traum begegnet war und Vater als Soldat an der Ostfront auch, dass aber Mutter tatsächlich tot war und seit ein paar Tagen in ihrem leuchtend gelben Kleid in der dunklen Erde lag.

Jetzt fiel mir wieder ein, wie die Nacht begonnen hatte und dass ich auf Vaters Tod wartete und dass ich vor ein paar Stunden hinterm Vorhang doch allen Ernstes nach Freund Hain gesucht hatte, was ich nun viel lieber dem wirren Traumgeschehen zugerechnet hätte, was aber doch unbestreitbar auf mein Konto ging.

Wortlos reichte ich Vater die Tasse, er trank und machte einen Laut wie nach dem ersten Schluck aus einer guten Flasche oder dem lang erwarteten Glas Wasser an einem heißen Sommertag. «Ah, das tut gut», sagte er seufzend, «stell mal das Kopfende höher, Lutz, ich will mal eine Weile sitzen.»

Ich schaute ihn verwundert an und hätte ihm gern von meinem Traum erzählt. Für die nächste halbe oder ganze

Stunde rechnete ich zwar immer noch mit dem Schlimmsten, weil es mir doch angekündigt worden war und ich nicht noch einmal falschen Hoffnungen erliegen wollte, doch bald wurde mir klar, dass es Vater besser ging, viel besser sogar. Ich bildete es mir diesmal nicht ein. Er sah alt und müde aus, aber nicht mehr todkrank. Er war mir zugewandt, schaute mir bisweilen direkt in die Augen, stellte Fragen und hatte Appetit.

Vater starb nicht in dieser Nacht. Sein Zustand stabilisierte sich. «Hm, das ist überraschend», sagte Dr. Sombart kurz nach der Visite einige Stunden später und zupfte am Ende seines Schnurrbarts herum, «das hätte ich ehrlich gesagt nicht erwartet nach den letzten Tagen, aber es freut mich natürlich, auch für Sie. Gesund wird Ihr Vater nicht mehr, das verstehen Sie sicher, aber nun haben Sie wenigstens noch etwas Zeit. Ich denke, die werden Sie brauchen. Sie müssen sich ja erst einmal vom Tod Ihrer Mutter erholen, nicht wahr? Und Sie müssen sich darauf vorbereiten, bald auch Ihren Vater zu verlieren. Lange wird es nicht mehr dauern.»

Auch ich war überrascht, dass die Nacht so zu Ende ging, und kam zu dem Schluss, dass meine hysterische Angst und meine Gebete überflüssig gewesen waren. Zur Verzweiflung hatte es keinen Grund gegeben, Vater lag gar nicht im Sterben! Der Umkehrschluss, dass also meine

Gebete erhört worden waren, fiel mir nicht ein. Es wäre ja auch nicht logisch gewesen.

Aber so oder so, der Tod gönnte mir eine kleine Verschnaufpause. Freund Hain wollte gerade zur Tat schreiten, so ging es mir nach der halb durchwachten Nacht durch den Kopf, als ihn ein ihm sonst wesensfremder Skrupel überwältigte oder eine geheimnisvolle Hand plötzlich zurückhielt wie McConnor in der «Schachnovelle», als er gerade den verhängnisvollen Zug mit dem Bauern auf c1 machen will und ihm ein Unbekannter in den Arm fällt.

Der Tod verschwand nicht, hatte aber gegen seine sonstigen Gewohnheiten und ganz im Widerspruch zu allem, was man über ihn hörte, ausnahmsweise mal ein Auge zugedrückt und sich breitschlagen lassen, mir noch einmal etwas Zeit zu schenken.

In dieser kleinen Pause geschah sehr viel. Das Drama in zwei Akten erlebte eine Unterbrechung, in der nicht nur die Kulissen umgebaut wurden, sondern Teile des Ensembles offenbar ausgetauscht wurden. Mir scheint, ich habe mich in all den Jahren in Maria-Veen und in der ganzen Zeit mit Renate weniger verändert als in der kurzen Zeit, die mir blieb, bevor ich nach Mutter auch Vater beerdigen musste.

Ich verstehe schon, warum die Menschen so viel über

die Zeit nachdenken und reden. Sie ist eben verwirrend und in ihrem Wesen nicht zu begreifen. Man landet doch früher oder später wieder bei dem schlichten Gedanken, dass die Zeit sich manchmal beschleunigt, dass sie mal schneller, mal langsamer vergeht, dass sie mal wie ein zäher Kuchenteig ist und mal wie ein reißender Fluss, dass sie sich verdichten kann, wenn dramatische Ereignisse in schneller Folge geschehen und zusammenfließen, und dass sie leicht und luftig werden kann, wenn alles Schwere in den Hintergrund tritt und ereignisarme Tage vorüberziehen wie ein leichter Sommerwind über schwach bewegte Gräser und Felder. Das alles sind kindliche, naive Metaphern, aber wenn man ehrlich mit sich selbst ist, sind sie doch sehr treffend.

Als Fünfjähriger, so hat es mir Mutter später erzählt, habe ich eines Abends gesagt: «Mama, warum war dieser Tag denn viel kürzer als all die anderen Tage?»

Mutter lachte daraufhin und strich mir mit der Hand über die Wange. Es muss ein besonders guter Tag gewesen sein.

Dass nicht alle Tage und Wochen gleich lang sind, ist offensichtlich, nicht nur für das kleine Kind, das dem schönen, allzu schnell verflogenen Tag nachsinnt. Nein, auch heute komme ich diesen Gedanken wieder sehr nahe, wenn ich an die turbulente Zeit denke, die nach der

Nacht im Krankenhaus und Vaters wundersamer Heilung für mich begann und kurz nach seinem Tod zu Ende ging.

Gut eine Woche nach Mutters Beerdigung begannen die Vorlesungen. Ich musste noch einmal nach München fahren, um ein paar Dinge zu regeln, die durch die Beerdigung liegen geblieben waren. Ich fuhr wieder auf der vertrauten Bahnstrecke, doch alles schien sich verändert zu haben. Die Abschieds- und Willkommensszenen auf den Bahnsteigen, die ich sonst mit Rührung und Sympathie beobachtet hatte, sah ich jetzt mit Zynismus. Das Leben selbst, und alles, was es mit sich brachte, war verachtenswert, fand ich nun. Ich reagierte auf Mutters Tod wie auf das Verstoßenwerden durch Renate: mit Skrupellosigkeit, Kälte, Bosheit, mit einem Ekel gegen das Leben selbst. Der Blick aus dem Fenster machte keine Freude mehr.

Ich hatte kein Interesse, mit jemandem über meine Gefühle zu reden, ich hätte auch nicht gewusst, mit wem. Vater war nun selber schwer krank, meine Schwestern waren in ihr Leben zurückgekehrt, Freunde und Kommilitonen waren freundlich und rücksichtsvoll gewesen, hatten aber schon kurz darauf eine Normalität gezeigt, die mich verstörte und insgeheim wütend machte. In den ersten Tagen nach Mutters Tod schien es, als stehe alle Welt unter Schock. Die große Trauergemeinde am Tag der Beerdigung und die entsetzten Reaktionen auf die Nachricht vom Tod meiner Mutter hatten bei mir den Eindruck entstehen lassen, dass viele Menschen meinen Schmerz teilten und ähnlich empfanden wie ich. Dann aber merkte ich, dass das Gegenteil richtig war. Kein Mensch teilte meine Trauer. Mutters Tod war für alle anderen längst Schnee von gestern.

Das Leben ging weiter, sicher, aber das Leben war nicht mehr dasselbe. Nach zwei Wochen schien Mutter für die meisten vergessen, und von mir wurde erwartet, dass ich ganze Arbeit leiste, heiter bin und niemanden mit meinem Kummer behellige. Es gab keinen anderen Menschen auf der Welt, der so empfand wie ich. Ich lernte, dass Trauer einsam macht. Selbst die, die es gut meinen, können die Trauer der anderen schlecht ertragen.

Ich war mir auch über meine eigenen Gefühle keineswegs im Klaren. Ich wollte nicht übermäßig traurig sein und sagte mir immer wieder, dass Mutter zwar jung, aber nicht dramatisch jung war, und dasselbe galt auch für mich. Zu extremen Gefühlen, meinte ich, hatte ich kein Recht, schon gar nicht, wenn ich auf andere blickte, die viel ärgere Schicksalsschläge hatten verkraften müssen, und das nicht selten viel früher im Leben als ich. Nahm man es genau, war ich ja schon erwachsen, jedenfalls wenn galt, was auf dem Papier stand.

War das, was mir widerfahren war, nicht einfach der Gang der Dinge und ein vergleichsweise harmloses Schicksal, wenn ich etwa dagegenhielt, was Manni als Teenager erlebt hatte? Ich hörte zwar eine Stimme in mir, die mir ganz andere Dinge zuflüsterte, ich hörte das leise Weinen eines Kindes, das nach seiner Mutter ruft, aber ich war froh, dass ich allein diese Dinge hörte und auch niemandem anvertrauen musste, wie mich des Nachts die ältesten Albträume meines Lebens wieder heimsuchten, bis ich schreiend aufwachte. All das wäre mir vor anderen so peinlich gewesen wie die flennende Frau Iwicki im Krankenhausflur.

Ich beschloss, der klagenden Stimme in mir keine weitere Beachtung zu schenken und die bösen Träume, so gut es ging, zu ignorieren. Ich rief mich selbst zur Ordnung, ich verlangte Normalität von mir, so wie ich mehr Leistung und Härte von meinem Körper auf der Marathonstrecke verlangte, wo ich zuletzt mehrfach mit der Vier-Stunden-Grenze gekämpft hatte, sie aber trotz aller Anstrengungen nicht knacken konnte.

Durch Melancholie oder Trübsal, glaube ich, fiel ich in dieser Zeit nirgends auf, darauf achtete ich schon, wohl aber durch zynische Witze, gespielte Gelassenheit und eine gewisse Gereiztheit und Aggressivität, die ich selbst bisweilen bemerkte, weil ich immer häufiger mit Menschen in Streit geriet, und das über Kleinigkeiten, die mir im Augenblick des Streits wichtig erschienen, wenig später aber auch mir selbst nichtig und unbedeutend, jedenfalls aber nicht mehr streitwürdig vorkamen. Doch konnte ich keinen Zusammenhang zwischen meiner unterdrückten Trauer und dieser Dünnhäutigkeit erkennen. Was sollte das eine mit dem anderen zu tun haben?

Ich bin auch nicht sicher, ob es diese Aggressivität war, die mich in einen folgenreichen Streit trieb oder ob es unter allen anderen Umständen genauso gekommen wäre. Damals habe ich keinen Gedanken daran verschwendet, dass die Dinge so zusammenhängen könnten. Ich sah ganz einfach etwas Unerträgliches und konnte dazu nicht schweigen. Der Rest ergab sich so.

Es war an einem Samstag, den ich, wie nun fast alle Abende, mit Annette verbrachte. Ich hatte sie im Sommer in München kennengelernt, sie war dort als Besucherin gewesen und hatte meine Führung gehört. Das war der erste Anknüpfungspunkt für ein Gespräch, dann kam der Zufall hinzu, dass sie auch aus dem Ruhrgebiet kam und nur vorübergehend in München war. Sie studierte Kunstgeschichte wie ich und wollte später einmal Journalistin werden. Sie sprach mich nach der Führung auf Franz Marc an und wollte mehr über ihn wissen, es war ein Kennenlernen wie in einer Filmszene, das blaue Pferd, vor dem wir standen, machte es noch romantischer.

Es hätte so schön sein können. Aber das war es nicht. Wir trafen uns einmal nachmittags zum Kaffee und dann abends, und ein Wort gab bald das andere. Doch ich wusste gleich, dass es nicht die große Liebe, ach, nicht einmal eine klitzekleine Liebe war, sondern einfach nur eine willkommene Ablenkung, und ich habe es ihr auch etwa so gesagt.

Annette nahm es gelassen oder tat so und nahm auch das Wenige, was sie von mir haben konnte. Für mich war es sehr kommod, eine Frau zu kennen, die nicht zu viel von mir verlangte, aber immer für mich da war, wenn ich sie sehen wollte. Ich hätte sie nicht mit nach Hause genommen, ich hätte nicht einmal von «meiner Freundin» gesprochen, auch wenn wir viel Zeit zusammen verbrachten.

Gewissensbisse hatte ich damals nicht. Das kam erst viel später. Ich fand, sie wollte es so, und ich hatte ihr ja keine Gefühle vorgespielt, die es nicht gab. Dass ich ihr, wenn nicht durch meine Worte, dann doch durch mein Verhalten und meine Lust, ständig Hoffnungen machte, die sich nicht erfüllen konnten, wurde mir erst nach Jahren bewusst, als ich ihre Briefe aus dieser Zeit las, die sie mir schrieb, wann immer sie ohne mich in München war. Erst im Rückblick verstand ich, dass sie hoffte, die Liebe werde sich im Laufe der Zeit schon noch entwickeln, wenn doch Lust und Sympathie und Interesse schon so groß waren und sie mir offenbar so gut gefiel, dass ich gar nicht genug von ihr bekommen konnte.

Darin täuschte sie sich. Sie gefiel mir, das stimmt, aber ich war ihr nie mit dem Herzen nahe und hätte diese Beziehung – oder was immer es war – früher oder später beendet, ohne darüber schlaflose Nächte zu verlieren oder auf ihre Gefühle Rücksicht zu nehmen. Annette war eine billige Droge, ein Zeitvertreib, ein unkomplizierter Spaß in einer komplizierten Zeit. So wie ich alle anderen ernsten Fragen auf später verschieben wollte, schob ich auch den Schlussstrich, den ich unter diese Episode früher oder später ziehen musste, lange auf. Doch dann kam ohnehin alles ganz anders.

An einem Spätnachmittag machte ich mit Annette einen Spaziergang im Stadtgarten. Es war kein warmer, aber ein angenehm milder Tag. Wir wollten am Abend nach Bochum fahren und im Schauspielhaus die «Theatermacher» von Thomas Bernhard in der Regie von Claus Peymann sehen.

Wir schlenderten Hand in Hand an der Wiese vor dem Overbeckshof vorbei, Annette trug ihre schwarz gefärbten Haare offen und einen kurzen schwarzen Rock mit hohen Schuhen. Als wir den Randebrock hinaufliefen in Richtung Innenstadt, fiel mir die gelbe Telefonzelle ins Auge, die ein paar Schritte weiter an der Kreuzung mit der Kirchhellener Straße stand. Ein großer Mann mit Schnäuzer drückte die Tür von außen zu, drinnen stand ein Kind, ein vielleicht dreijähriger Junge in kurzer Hose. Die Gesichter der Beteiligten machten sofort klar, was hier vorging.

Der Vater, ein roher Kerl mit einer Bierflasche in der Hand, lachte blöde, die Mutter rauchte und stand am Kinderwagen, in dem ein Säugling lag, der Dreikäsehoch in der Telefonzelle weinte bitterlich. Ich fand, es war ein böser Streich, den sie dem Jungen, der sich eingesperrt fühlte, spielten, und das höhnische Lachen des Vaters machte mich gleich aggressiv. Doch noch erwartete ich, dass sie das traurige Spiel im nächsten Moment beendeten. Als wir näher kamen, blieb ich stehen und wartete.

Annette sagte: «Was hast du denn?»

Ich antwortete: «Siehst du das denn nicht? Das Kind!»

«Der Junge in der Telefonzelle? Hm, ja, meine Güte, der weint, warum auch immer. Wahrscheinlich ist er müde um die Zeit.»

«Unsinn», sagte ich, «der Vater drückt mit dem Fuß die Tür zu, und der Junge fühlt sich eingesperrt.»

«Ja», sagte Annette in einem Ton, den ich ihr nie hätte verzeihen können, wären wir nach diesem Abend noch ein Paar gewesen, «kann sein. Willst du dir das noch länger ansehen?»

Meine Augen gingen zwischen dem Vater und dem Kind hin und her. Jetzt schnitt der Vater ihm von außen Grimassen, und der Junge weinte noch heftiger und versuchte, die drei gläsernen Seiten von innen aufzudrücken, weil er sich anscheinend nicht mehr sicher war, welche Seite sich öffnen ließ. Er drückte sich mit beiden Händen gegen das Glas, aber die Tür, die der Vater unten mit der Fußspitze zudrückte, bewegte sich überhaupt nicht. Der Vater nahm einen Schluck aus der Flasche, blickte den Sohn doof an und hob beide Hände in gespielter Ratlosigkeit, als wolle er dem Jungen zu verstehen geben, dass er sich auch nicht erklären könne, warum er nun in dieser Telefonzelle eingesperrt sei, aber da sei wohl nichts zu machen. Die Angst schrie aus den Augen des Jungen, der keinen Spaß erlebte, sondern einen Notfall auf Leben und Tod, bei dem ihm nicht einmal seine Eltern helfen konnten.

«Lassen Sie doch den Jungen heraus», sagte ich jetzt und ging einen Schritt auf den Vater zu, «er hat ja Angst. Sehen Sie das denn nicht?»

«Wat geht Sie dat denn an?», antwortete der Vater und schaute mich zornig an, «is dat vielleicht Ihr Blag? Also. Außerdem heult der sowieso zu viel, dat ist bei dem so'n Dauerzustand. Trotzkind halt.»

«Aber Sie nehmen die Gefühle des Kindes ja gar nicht

ernst», sagte ich, «er fühlt sich wirklich eingesperrt, für ihn ist das kein Spaß, er hat Angst und stellt sich nun vor, nie wieder aus dieser Telefonzelle herauszukommen. Sie traumatisieren das Kind für den Rest seines Lebens und zerstören sein Urvertrauen.»

«Lass uns weitergehen, Lutz», sagte Annette und zupfte an meinem Ärmel. «Es stimmt ja, es ist nicht dein Problem, ja?»

«Wat is dat denn für ein Klugscheißer?», raunte jetzt der Mann zu seiner Frau am Kinderwagen hinüber, «dat glaubse ja nich, dat so'n feiner Pinkel mir hier krumm kommt und mir wat von Kinnererziehung erzählen will.»

Sie sagte nichts, lachte nur und schüttelte den Kopf. Sie schien angetrunken zu sein. Der Junge weinte immer noch und rief jetzt «Mama!», was gedämpft durch die geschlossene Tür drang, aber dennoch gut zu hören war. Die Fußspitze des Vaters drückte unverändert die Tür zu, obwohl er sich jetzt mir zugewandt hatte und dadurch etwas schief und ungelenk stand. Manchmal verharrte der Junge stammelnd auf dem ersten Laut, bevor er das ganze Wort herausbrachte: «M-m-m-m-a-m-a!»

Ich ließ Annettes Hand los und nahm die Brille ab. Ich steckte sie in die Jackentasche und schaute kurz zu Annette hinüber, die mich ungläubig ansah. Dann sagte ich zu dem Mann vor der Telefonzelle: «Schluss jetzt mit dem Unsinn. Lassen Sie das Kind frei, oder ich hole die Polizei.»

«Zisch ab!», sagte der Mann, «sons is gleich ruckzuck die Fresse dick.»

Ich schaute ihn unbewegt an.

«Lutz, spinnst du, was machst du denn?», sagte Annette in einem schrillen Ton.

Der Mann lachte wieder, seine Frau auch, ich sah diese lachenden Gesichter und sah das Kindergesicht voller Rotz und Tränen hinter der Scheibe. Der Junge schlug nun mit seiner kleinen Faust gegen das Glas, während er jämmerlich weinte und die Fingerspitzen seiner anderen Hand im Mund hielt.

Die Fußspitze des Mannes drückte weiter die Tür zu, daran hatte sich nichts geändert. Im nächsten Moment schubste ich ihn mit beiden Händen kräftig weg und griff nach dem grauen Plastikgriff der Telefonzellentür. Der Mann stolperte einen Schritt zurück und wäre beinahe gefallen, doch er blieb auf den Beinen und schaute mich nun wütend an. Die Bierflasche aber war zu Boden gefallen und zersprungen, das Bier schäumte und verfloss zwischen den Splittern, der Junge, der im selben Moment aus der Telefonzelle stürmte, lief zu seiner Mutter und warf sich weinend in ihre Arme. Sie aber ohrfeigte ihn und stieß ihn fort. «Du dreckiges Rotzblag!», sagte sie, «nichts als Ärger hat man mit dir. Wart mal ab, wenn wir zuhause sind, da kriegse vom Papa den Arsch versohlt», sagte sie.

Ihr Mann fuhr sich mit der Hand durchs Gesicht und kam auf mich zu.

«Lutz! Bitte nicht!», sagte Annette, «du bist ja verrückt. Warum machst du denn das?»

Dass es nun zu einer Auseinandersetzung kommen würde und der angetrunkene Vater das nicht auf sich sitzen lassen würde, war mir klar. Ich bildete mir auch nicht ein, dieser Auseinandersetzung gewachsen zu sein. Ich wusste nur nicht, was ich hätte tun oder sagen können, um die Sache jetzt noch friedlich zu bereinigen. Ich fürchtete mich und war erregt. Nur weglaufen, so viel stand fest, würde ich nicht. Aber habe ich mir damals überhaupt eine solche Frage gestellt? Vermutlich war ich auch selbst zu wütend, um noch einen klaren Gedanken zu fassen.

«Nun pass mal auf, du Wichtigtuer! Dir werd ich die Fresse polieren!», sagte er, da traf mich auch schon der erste Schlag. Ich versuchte noch, die Arme hochzureißen, aber es ging zu schnell. Er traf mich mit der flachen Hand irgendwo ins Gesicht, genau kann ich es nicht mehr sagen, aber der Schlag war so heftig, dass ich davon zu Boden ging. Er zog mich aber gleich wieder hoch und schlug mir nun mit der Faust zweimal schnell hintereinander ins Gesicht.

Ich hörte Schreie um mich herum, der Junge, die Mutter, das Baby im Kinderwagen, Annette, dieser wild gewordene Mann, Passanten – alle schrien. Ich sagte nichts. Bevor er noch einmal zuschlagen konnte, schlug ich nun zurück, ich traf ihn unter dem Auge und sah wenig später Blut in seinem Gesicht.

Er torkelte zwei Schritte zurück und stürmte dann wieder auf mich zu. Ab dann kann ich mich nicht mehr an jede Einzelheit erinnern. Ich schlug fuchsteufelswild um mich, traf ihn auch vielleicht noch ein- oder zweimal, aus seinem Schnäuzer lief Blut, aber auch er verlor nun alle Hemmungen und prügelte ungezügelt auf mich ein. Einmal, als ich gerade mit meiner rechten Faust weit ausholte, traf er mich direkt auf den Mund, und einen Augenblick später ging ich unter den Schlägen zu Boden.

Schmerz empfand ich nicht, wohl aber die Erregung eines Kampfes auf Leben und Tod, die Entfesselung all meiner Kräfte und Aggressionen. Ich sprang auf, sah sein Gesicht groß und wutschnaubend direkt vor mir und wollte wieder zuschlagen, als er mich noch einmal traf. Diesmal fiel ich und konnte nicht mehr aufstehen. Ich war nicht bewusstlos, hatte aber das Gefühl, dass es nun vorbei ist. Was immer jetzt noch geschehen würde, ich müsste es einfach über mich ergehen lassen und hatte keine Kraft mehr, mich zu wehren.

Ich sah in das Licht einer Laterne und in die Gesichter, die nun auf mich herabblickten. Jemand schien den Fremden zurückzuhalten, ich sah ihn nicht mehr. Ich spürte einen dumpfen Schmerz im Hinterkopf und ein brennendes Gefühl unter meiner Oberlippe, im Hintergrund hörte ich das Kind schreien: «Mama!»

Annette beugte sich weit zu mir herunter, ohne mich zu berühren, und sagte: «Oh Mann, Lutz, warum muss bei dir alles so extrem sein?» Ich hasste sie dafür, dass sie das jetzt sagte. Aber ich dachte zugleich, dass sie recht hatte. Alles war so extrem in meinem Leben. Warum eigentlich?

Je länger ich lag, desto mehr Stellen am Körper taten mir weh. Welche Verletzungen ich genau hatte, wusste ich nicht, aber ich spürte ein Dröhnen im Kopf und schmeckte Blut in meinem Mund, das ich herunterschluckte. Mir war sehr übel, und ich glaubte, mich übergeben zu müssen. Die Lippe war wohl das, was am meisten weh tat. Mit der Zungenspitze konnte ich eine Lücke zwischen den Zähnen erspüren und nahm an, dass ich ein Stück vom Zahn verloren hatte. Doch es war mir alles gleichgültig, ich schloss die Augen und dachte jetzt irrsinnigerweise wieder an Mutter, wie sie in ihrem gelben Kleid im Sarg gelegen hatte und wie gern ich sie jetzt da unten in ihrem Grab besuchen würde.

In den Kreis der dicht gedrängten Gesichter, die sich

über mich beugten und mich anstarrten, schob sich nun das Gesicht des Jungen aus der Telefonzelle, der sich zwischen die Erwachsenen drängte, seinen Kopf vorschob und mir dann ins Gesicht spuckte. Das kränkte mich mehr als alle Schläge, die ich bezogen hatte. Aber was hatte ich erwartet? Die Dankbarkeit eines Dreijährigen?

Im Wirrwarr der Stimmen erkannte ich schließlich Annette, die den Polizisten und den Sanitätern meinen Namen sagte: «Ludger Brokbals, mit einfachem k und hinten mit s. Ja, 23 Jahre. Nein, sonst ist er gesund, glaube ich. Wie? Nein, nicht die Frau, wir sind nur befreundet. So gut kenne ich ihn gar nicht, wissen Sie.»

Mit dem Krankenwagen wurde ich ins Marienhospital gebracht, an dem wir noch eine halbe Stunde zuvor vorbeigelaufen waren. Wir hatten einen ankommenden Krankenwagen gesehen, und jetzt wiederholte sich diese Szene, nur lag ich selbst im Krankenwagen, was mir so unwahrscheinlich vorkam, als sei das doch ein Traum oder eine wirre Geschichte, die jemand erzählt.

Den anderen Mann sah ich nicht mehr. Mehr als ein mäßig blaues Auge und eine aufgeschlagene Lippe, erfuhr ich später, hatte er nicht davongetragen.

Annette verabschiedete sich, als die Trage gerade in den Krankenwagen gehievt wurde. Sie weinte. Der schwarze Kajal unter ihren Augen war verlaufen und hatte dunkle

Spuren auf ihren Wangen hinterlassen, die sich wie unheilvoll dunkle Flüsse durch ihr Gesicht zogen. «Mein Gott, wie du aussiehst ... Ich halte das alles nicht aus», sagte sie noch und hielt dabei ihre Hand vor den Mund, «und was wird nun aus den teuren Theaterkarten? Du bist einfach nicht normal, Lutz!» Dann schluchzte sie noch einmal, schüttelte den Kopf und ging, ohne mich zu küssen oder zu berühren.

Ich verbrachte eine kurze Zeit in der Notaufnahme, wo eine Platzwunde an der Stirn vernäht und eine Blutprobe abgenommen wurde, während der Polizist noch daneben stand. Dann wurde ich stationär aufgenommen wegen einer schweren Gehirnerschütterung. Es fühlte sich gut an, in der sauberen und gebügelten Bettwäsche des Krankenhausbettes zu liegen, durch die Gänge geschoben zu werden und schließlich oben im Zimmer anzukommen. Es war, als sei ich endlich für nichts mehr verantwortlich. Andere übernahmen die Verantwortung für mich.

Ich war jetzt sehr müde. Der Polizist, ein junger Mann in meinem Alter, ging und sagte etwas von einer Vernehmung, er werde aber morgen wiederkommen und dann alles Weitere mit mir besprechen. «Und was wir mit Ihren Zähnen machen, müssen wir uns morgen auch mal überlegen», sagte der Arzt, «sonst wird die Vernehmung sehr lustig.»

Ich verstand nicht genau, was er damit sagen wollte. Doch als ich zu sprechen versuchte, merkte ich, dass ich kein F und auch kein V und kein W mehr sagen konnte. Ich hatte nicht nur ein Stück von einem Zahn verloren, sondern die beiden mittleren Schneidezähne oben. Nur von einem der beiden war ein winziger Keil stehen geblieben, der andere war sehr akkurat etwa auf Höhe des Zahnfleischansatzes abgebrochen.

Im Aufzug auf dem Weg nach oben sah ich in einem Spiegel zum ersten Mal mein demoliertes Gesicht. Ich sah wüst aus, vor allem durch die geschwollene Oberlippe, die sogar die Nasenspitze anzuheben schien, so dass die Nasenlöcher sich stärker nach vorn neigten und mir ein Schweinchengesicht machten. Aber das Entsetzen traf mich erst, als ich den Mund öffnete. Ohne Schneidezähne sah ich völlig entstellt aus. Kein Wunder, dass Annette die Fassung verloren hatte und angewidert von mir weggelaufen war. Wer dem Menschen das Menschsein rauben will, muss ihm nur ein paar prominente Zähne wegnehmen. Das Wesen, das entsteht, ist nicht mehr Mensch, sondern Monster.

IX

Ich blieb länger als erwartet im Krankenhaus. Nach zwei Tagen, am Freitag, sollte ich entlassen werden, doch der Oberarzt bei der Visite meinte, es wäre besser, ich würde noch bleiben. Mit dem Wochenende wurden so sechs Tage daraus, die ersten zwei noch müde und mitgenommen von allem, danach aber im Grunde gesund, wenn man von den immer noch sichtbaren Verletzungen und Narben absah.

Nach wie vor war mein Gesicht grün und blau und violett, die Farben änderten sich von Tag zu Tag. Eine kleine Platzwunde, die sich von der linken Augenbraue schräg in die Stirn zog, war mit drei Stichen genäht worden. Dankenswerterweise war schon am Donnerstagnachmittag ein Zahnarzt vorbeigekommen, der eine Art Werkzeugkasten unterm Arm hatte und mir provisorisch eine Doppelkrone auf den verbliebenen Stumpf und die benachbarte Lücke gesetzt hatte, mit der ich zwar nicht gut, aber auch nicht mehr gar so monströs aussah. Vor allem konnte ich nun wieder sprechen wie ein normaler Mensch. Ich aß äußerst vorsichtig, um die Brücke bloß nicht zu gefährden.

Ab Samstag lag ich im Bett und dachte nach. Ich war allein im Zimmer, das Bett neben mir, in dem ein älterer Mann nach einer Gallensteinoperation gelegen hatte, war schon nach der ersten Nacht frei geworden.

Fernsehen wollte ich nicht. Ich hatte aber auch meine Bücher nicht zur Hand, nur die Zeitungen, die ich unten im Krankenhaus am Kiosk gekauft hatte. Ich las die «Bilder und Zeiten» aus der «Frankfurter Allgemeinen», die ich jetzt täglich genau studierte, weil ich demnächst eine Hospitanz im Feuilleton beginnen würde. In der Beilage an diesem Tag wurde ein Gedicht von Friedrich Georg Jünger besprochen, von dem mich seither eine schöne Zeile begleitet: «Was an dir ist von den Salamandern, wird die Flamme unverletzt durchwandern.» Expressionistisch, düster bildhaft, aber doch prophetisch und zuversichtlich, fand ich in diesen Zeilen eine erste Ermutigung, nachdem ich blutend und geschlagen mitten in Bottrop auf der Straße gelegen hatte. Außerdem gefiel mir der überraschende Reim so ungemein gut. Die Lektüre war allerdings dadurch recht umständlich, dass ich die Brille ständig mit einer Hand festhalten musste. Es hatte nichts geholfen, sie noch kurz vor der Schlägerei in die Jackentasche zu stecken. Sie war doch zu Bruch gegangen und hatte einen Bügel verloren.

Am Samstagnachmittag klopfte es an der Tür. Am Klopfen allein war schon zu hören, dass es sich nicht um eine der Krankenschwestern handelte, die nämlich simultan mit dem Klopfen auch schon energisch das Zimmer betraten und dabei sogleich zu reden begannen, ohne Punkt und Komma, bis sie das Zimmer wieder verließen. Jetzt indessen folgte dem Klopfen ein Moment der Stille, der mich verunsicherte. Ich rechnete mit Annette, denn sonst wusste niemand, was geschehen war und dass ich hier im Krankenhaus lag. Doch ein älterer Mann mit wenigen Haaren steckte den Kopf durch die Tür und fragte: «Guten Tag. Darf ich hereinkommen?»

Ich bejahte und war nun doppelt erstaunt. Es war offenbar ein Geistlicher, denn er trug einen schwarzen Pullunder über einem weißen Hemd und hielt ein schwarzes Buch mit bunten Lesebändchen, unverkennbar ein Gesangbuch oder die Bibel, pastorenartig vor der Brust. Mehr noch aber staunte ich über einen Ton, den ich hier in Bottrop nie hörte.

«Kommen Sie aus Bayern?», fragte ich.

«Das wäre ja noch schöner», sagte er und schloss die Zimmertür von innen. «Sie haben wohl noch nie was von Baden gehört, junger Mann?»

«Doch, das meinte ich ja», sagte ich, «also manchmal ist es schwer zu unterscheiden, jedenfalls für uns Nordlichter, da klingt alles irgendwie gleich, was aus Süddeutschland kommt.»

«Also, aus Freiburg komme ich. Und Sie? Sind Sie hier zuhause?»

«Ja, ich komme aus Bottrop, ich wurde sogar hier in diesem Krankenhaus geboren und getauft. Aber verstehen Sie das bloß nicht falsch. Mit der Kirche habe ich nichts am Hut.»

«Schön, dass Sie das gleich klarstellen, dann weiß ich Bescheid», sagte der Mann, der sich nun als Pastor Brackmann vorstellte.

Und der mir nun mitteilte, er sei der evangelische Krankenhausseelsorger.

«Ach, Sie sind evangelisch?», fragte ich verwundert, «da sind Sie bei mir an der falschen Adresse.»

«Verstehe ich Sie richtig», antwortete er schlagfertig, «Sie legen Wert auf die Feststellung, nicht katholisch zu sein, aber erst recht nicht evangelisch?»

So brachte er mich erst einmal zum Lachen.

«Na ja», sagte ich und nahm einen neuen Anlauf, «Sie wissen schon, wie ich es meine: katholisch, aber nicht so richtig … Sie sind also bei mir in jeder Hinsicht an der falschen Adresse.»

«Also an den Himmel glauben Sie sowieso nicht, aber sollte es ihn doch geben, so vermuten Sie, dass nur Katholiken hineinkommen?»

«Nein, natürlich nicht. Ich meinte … aber sagen Sie,

warum kommen Sie denn zu mir? Das ist doch ein Fehler, oder?»

«Das weiß ich nicht, ich schaue einfach überall mal vorbei und nehme es mit katholisch und evangelisch vielleicht nicht so genau, wie ich es müsste. Andererseits frage ich mich immer, was Jesus selbst wohl sagen würde. Im Evangelium spricht er ja wenig von Katholiken und Protestanten ...»

Dann fragte er: «Darf ich?», und deutete auf einen Stuhl. Er setzte sich neben das Bett, erklärte mir, dass er erst seit anderthalb Jahren in Bottrop wohne und noch wenig Erfahrung als Krankenhausseelsorger habe.

«Ich war mein Leben lang Hochschullehrer und habe viele Jahre sehr wortreich über Gott geredet und geschrieben. Jetzt bin ich froh, den Elfenbeinturm verlassen zu haben und noch einmal etwas vom richtigen Leben zu sehen. Seitdem komme ich aus dem Staunen nicht heraus.»

«Da sind Sie in Bottrop richtig», sagte ich, «das ist wirklich das richtige Leben.»

Pastor Brackmann fragte: «Und wieso sind Sie hier gelandet? Mopedunfall ohne Helm? Oder Kneipenschlägerei?»

Anfangs freute ich mich über den unerwarteten Besuch und das Gespräch, denn Pastor Brackmann war ein gut gelaunter Mann, er war plaudrig und jovial, und es brauchte nicht viel Menschenkenntnis, um durch das

Graue und Einfache seiner Gestalt und seiner Gesichtszüge hindurch einen quicklebendigen Geist zu erkennen, der sich hinter einer professoralen Brille, einer hilflosen Schieberfrisur quer über die Glatze und der unschönen Knollennase eines alten Mannes verbarg. Klugheit, Witz und Lebenserfahrung funkelten ihm aus den Augen, so dass ich schnell neugierig auf ihn wurde und ihm gern zuhören wollte.

Unangenehm wurde es erst, als er immer intimere Fragen stellte, etwa nach meinen Eltern. Ich gab widerwillig Auskunft, versuchte aber ein ums andere Mal, das Gespräch in eine andere Richtung zu lenken. Ich erzählte ihm, wie es genau zu der Schlägerei gekommen war, aber auch, was ich im Lenbachhaus tat, und dann einiges über mein Studium in Bochum.

«Was macht man denn am Ende mit Kunstgeschichte? Was wollen Sie denn einmal werden?»

«Hm, etwas im Museum. Kurator oder vielleicht irgendwann Museumsdirektor. Ich will Ausstellungen organisieren und über Kunst sprechen, vielleicht auch ein Buch schreiben über Franz Marc. Ich will den Menschen die Augen öffnen für die Kunst, für Dinge, die sie nicht sehen. In der Kunst braucht es oft jemanden, der hilft. Dann sieht und versteht man viel mehr. Es gibt viele Menschen, die könnten für Kunst begeistert werden, wenn man sie nur einmal an die Hand nehmen würde und ihnen das zeigt und erklärt. Das klingt jetzt alles etwas überheblich, das weiß ich schon, aber das ist so mein Traum ...»

«Träumen darf man doch, warum denn nicht? Lassen Sie sich Ihren Schneid bloß nicht abkaufen! War das immer schon Ihr Berufsziel?»

«Nein. Ich wollte im Laufe der Zeit manches werden, Historiker, Journalist, Auslandskorrespondent, Theaterregisseur. Als wir als Sechsjährige am ersten Schultag gefragt wurden, was wir einmal werden wollen, sagten die Mädchen in der Klasse Tierärztin oder Lehrerin, und die Jungen sagten Astronaut, Pilot oder Polizist. Ich aber sagte: Held. Die Lehrerin lachte und sagte: ‹Da hast du dir ja viel vorgenommen. Wie wird man denn Held?› Und ich antwortete ihr: ‹Dafür muss man im richtigen Moment tapfer sein.› Daraus ist in unserer Familie so eine alte Geschichte geworden, die immer mal wieder erzählt wird. Lutz, der Möchtegern-Held.»

«Vielleicht ist das ja der Grund, warum Sie in die Schlägerei geraten sind», sagte Pastor Brackmann. «Sie wollten der Held sein, der das Kind befreit. Sie dachten, das sei der Moment, auf den Sie gewartet haben, und jetzt müssten Sie tapfer sein.»

«Ich weiß nicht ...», sagte ich. «Darüber habe ich gar nicht nachgedacht. Ich konnte den Anblick des verzweifelten Kindes einfach nicht ertragen. Aber wenn es so wäre, wie Sie sagen, hätte ich dann etwas falsch gemacht?»

«Schwer zu sagen», antwortete er, «dem Kind mit solchen Eltern können Sie vermutlich auf diese Weise nicht helfen. Und Erziehungsratschläge wird sich auch kein Fremder auf der Straße von Ihnen geben lassen. Es wird Zeit, dass Sie verstehen, was ein Held ist und wie man einer wird. Ihr erster Berufswunsch war schon der beste, finde ich. Den sollten Sie nicht aufgeben, egal ob Sie im Museum landen oder doch woanders. Jeder richtige Junge will ein Held werden, es wäre jammerschade, wenn es anders wäre. Ich war auch einmal ein Jungspund wie Sie und war ganz ähnlich, glaube ich. Haben Sie Vorbilder?»

«Vorbilder? Na ja, das Wort finde ich nicht gut, jeder muss doch seinen eigenen Weg gehen, oder? Aber natürlich bewundere ich manche Gestalten in der Geschichte, Franz Marc zum Beispiel, der hat wirklich etwas ganz Neues erdacht und geschaffen, was vorher nie da war. Oder in der Literatur Hermann Hesse, in der Musik Edvard Grieg.»

«Kann es sein, dass Sie die Begriffe Genie und Held verwechseln? Sie nennen ja nur Namen von irgendwelchen hochbegabten Menschen, von Künstlern, die etwas Neues und Großartiges geschaffen haben. Mit Heldentum hat das doch nichts zu tun. Jeder kann ein Held sein, aber dafür muss niemand ein Genie sein. Talent ist das, was man hat. Eifer ist das, was man gibt. Niemand kann über sein Talent entscheiden, aber jeder darüber, was er daraus machen will.»

«Und wenn man ein solches Talent gar nicht hat?»

«Jeder Mensch hat Begabungen. Sie werden Ihre eigenen besser kennen als jeder andere Mensch. Aber wenn Sie sich mit Genies vergleichen, werden Sie immer eine schlechte Figur machen. Sie werden entweder größenwahnsinnig, oder Sie werden sich minderwertig fühlen, und beides ist Gift. Das macht alles kaputt. Vermutlich sind Sie kein Genie. Aber Sie können ein Held sein. Aber Held wird man nicht in einem einzigen Moment. Es geht nicht darum, im richtigen Augenblick das Schwert zu zücken oder eine Lanze zu werfen oder ein Kind aus Gefangenschaft zu befreien. Es geht darum, jeden Morgen aufzustehen und das Heldentum im Alltag zu finden. Sie müssen ein Held der kleinen Dinge werden, um ein großer Held zu sein.»

«Darf ich du sagen?», fragte er nun unvermittelt, was mich sehr irritierte und mir wegen der noch größer werdenden Zutraulichkeit auch nicht recht war, aber natürlich hatte ich keinen Grund, es dem um ein halbes Jahrhundert älteren Mann abzuschlagen.

«Du musst ein Held der kleinen Dinge werden, Lutz.

Weißt du, wer für mich ein echter Held ist?», fragte er, ohne auf meine Antwort zu warten. «Eine Mutter, die ihre Kinder großzieht, ein Mann, der zur Arbeit geht, ein junger Mensch, der sich um seine Eltern oder Großeltern kümmert. Oder jemand, der Angst hat und trotzdem nicht wegläuft, sondern tut, was er tun muss. Ein Ehepaar, das sich nach dem Streit versöhnt, statt sich zu trennen, ist vielleicht heroischer als viele Möchtegern-Helden. In diesen Beispielen steckt viel Heldentum drin, findest du nicht?»

Ich bereute jetzt, dass ich ihn ins Zimmer gelassen und schließlich auch noch das Du zugelassen hatte. Beides war ein Fehler gewesen. Es hatte so jovial begonnen, aber jetzt erinnerte er mich doch an die Patres in Maria-Veen mit ihren Ermahnungen und Predigten. Warum landete ich immer wieder in den Händen von Menschen, die meinten, sie müssten mir die Welt erklären, und ich müsste mich verändern? Ich wollte mich gar nicht verändern. Ich wollte so bleiben, wie ich war.

«Glaubst du an Gott?», fragte Pastor Brackmann.

Jetzt hatte ich erst recht die Nase voll.

«Darüber rede ich nicht so gern», sagte ich schnippisch, «es gibt auch nicht viel dazu zu sagen. Ich habe nichts gegen Gott, aber auch nichts für ihn. Er spielt in meinem Leben einfach keine Rolle.»

«Du weißt es besser, Lutz! Wenn du an ihn glaubst, kannst du ihn auf Dauer nicht ignorieren.»

«Gut, dann korrigiere ich mich und sage stattdessen lieber: Ich glaube nicht an ihn. Was soll auch der Quatsch? Ein alter Mann mit Bart, der auf Wolken sitzt? Ein Jesus, dem bei seiner Himmelfahrt noch die Füße aus der Wolke herauslugen, wie es die Barockkünstler gemalt haben? Nein, wirklich, ich kann mit der Lehre der Kirche nichts anfangen.»

«Das musst du ja auch gar nicht, das kannst du den Theologen überlassen. Oder meinst du, der Glaube an Gott ist eine Ideologie, der man zustimmt? Dann bist du auf dem Holzweg. Der christliche Glaube ist im Grunde gar keine Lehre, er ist mehr so etwas wie eine Freundschaft, aber eine ganz besondere Freundschaft eben.»

«Ach, und mein ganz besonderer Freund soll Jesus sein, was? Der ist mir aber außerhalb der Sonntagspredigten nicht begegnet. Vor allem, wenn ich ihn gebraucht hätte, hat er sich leider nicht blicken lassen.»

«Vielleicht hast du ihn auch einfach nicht erkannt. Bin mir ziemlich sicher, dass er dir schon über den Weg gelaufen ist. Vielleicht solltest du …»

«Mir ist das alles total egal», sagte ich.

«Tatsächlich? Hm, das wiederum kann ich nicht glauben. Du sagst das nur so, nicht nur zu mir, auch zu dir selbst. Aber in den entscheidenden Augenblicken des Lebens, da, wo es ums Ganze geht, um Liebe und Tod, um eigene Schuld und Verantwortung, da bricht die Frage auch in deinem Bewusstsein wieder vor: Wer bin ich? Woher komme ich? Was ist das Ziel dieser Reise? Das hat wenig mit einem alten Mann mit Bart zu tun, es ist einfach das namenlose Geheimnis unserer Existenz, das uns anschaut und ratlos macht und das wir auf Dauer nicht ignorieren können. Wenn es keine Religion gäbe und sogar das Wort Gott in Vergessenheit geraten wäre, müsste man es neu erfinden, um dieses Geheimnis zu beschreiben, diese Erfahrung, die jeder Mensch in sich trägt.»

Mich ließen diese Gedanken nicht kalt. Aber ich war zu stolz, das zuzugeben. Von einem zufällig hereingeschneiten Theologen wollte ich mir nicht, mir nichts, dir nichts, mein Weltbild zertrümmern lassen.

Ich sagte kühl: «Da beißen Sie bei mir auf Granit. Vielleicht wollen Sie doch lieber anderswo Ihr Glück versuchen.»

Diese Frechheit hatte er nicht verdient, dafür war er zu liebenswürdig. Ich war trotzdem stolz darauf, weil ich glaubte, damit das Feuer ausgetreten zu haben. Doch er lächelte nur.

«Betest du?», fragte er.

«Ich habe als Kind auf Vorrat gebetet, das muss für ein

ganzes Leben reichen. Mehr gibt es dazu wirklich nicht zu sagen.»

«Hm, wie du meinst, ich will dich ja auch nicht quälen. Aber eines wüsste ich schon noch gern: Du hast erwähnt, dass deine Mutter vor kurzem gestorben ist. Wie hast du es denn verkraftet, als deine Mutter starb? Ging's?»

Nun geschah etwas, womit ich nicht gerechnet hatte. Ich begann zu weinen. Das heißt, ich versuchte noch, es zu unterdrücken, wie ich es immer tat. Ich räusperte mich und schluckte, hielt mir kurz mit Daumen und Zeigefinger die Nase zu und versuchte, die Augen weit zu öffnen, dann dachte ich an den Satz des Pythagoras und die korrekte Berechnung der Hypotenuse, um mich schnell auf andere Gedanken zu bringen. Ich hatte ein ganzes Repertoire an Tricks und reichlich Übung, wenn es darum ging, Tränen zu unterdrücken und mich rasch abzulenken, ja, ich hätte einen kleinen Ratgeber schreiben können, eine Fibel: Die 100 besten Tipps gegen unangemeldete Tränen.

Doch es half nichts. Die Tränen liefen, erst langsam, und ich kämpfte weiter dagegen, doch dann weinte ich hemmungslos, nicht so still wie Mutter, als ich ihr die «Gertrud» vorlesen wollte, sondern ich heulte etwa so wie die alte Frau Iwicki im Krankenhausflur und so wie Mannis Mutter am offenen Grab und die Eltern von Ralf, als wir den Sarg niederließen, ich schluchzte und schämte mich, aber ich heulte weiter und kämpfte nun auch nicht mehr dagegen, und irgendwann hörte ich sogar auf, mich zu schämen, und ließ den Tränen freien Lauf. Ich holte an diesem Nachmittag nach, dachte ich später, was ich in den Jahren zuvor zu wenig geweint hatte.

Der alte Pastor nahm meine Hand, was mir im ersten Augenblick so unangenehm war wie die ersten Tränen, doch dann war mir auch das egal. Er war halt da, und er sagte dankenswerterweise kein Wort, gar nichts, sondern hielt einfach still und ließ mich heulen, wie ich nicht mehr geheult hatte, seit Renate von mir weggelaufen war.

Irgendwann beruhigte ich mich. Und selbst jetzt sagte Pastor Brackmann nichts. Einen Moment später ließ er meine Hand los, ich setzte mich im Bett auf und putzte mir die Nase, trank einen Schluck und schaute ihn an.

Er sagte: «Der Tod verliert dann seinen Schrecken, wenn man nicht mehr vor ihm davonläuft, Lutz.»

«Ja», sagte ich, «das habe ich irgendwie schon einmal gehört. Aber das ist leichter gesagt als getan.»

«Oh ja, das bestreite ich ja gar nicht. Wir wären doch keine Menschen, wenn wir nicht mit Leib und Seele an diesem Leben hängen und uns daran festklammern würden. Und wir wären keine liebenden Menschen, wenn wir Mutter und Vater leichten Herzens ziehen ließen. Menschsein heißt, in diesem Körper zu stecken, in dieser

Zeit, an einem bestimmten Ort. Wir sind keine Geister, die durch die Luft schwirren, keine Energien und keine Engel, sondern Menschen aus Fleisch und Blut.»

«Also, dann habe ich doch allen Grund, den Tod zu hassen», erwiderte ich.

«Das würde ich nicht sagen. Der Hass und die Furcht werden dir auch nie helfen. Ich würde eher sagen, man muss das eine vom anderen trennen: Als Menschen fürchten wir den Tod, und, ja, wenn du so willst, hassen wir ihn. Aber als Menschen sind wir zugleich in der Lage, einen gedanklichen Sprung zu machen, einen Sprung wie ins Leere hinein, ohne Sicherheit und ohne ein Netz. Wir springen schutzlos in die Hoffnung hinein, dass der Tod nicht das letzte Wort hat. Auch das ist vielleicht Heldentum: springen, sich fallen lassen, hoffen, dass wir aufgefangen werden. Wir sind beides, Wesen aus Fleisch und Blut, aber auch Wesen des Geistes, der Hoffnung, der Liebe. Du wirst dich wundern, wie die ganze Welt anders aussieht und jeder Schritt leichter wird, wenn du diesen Sprung wagst und beginnst, Ja zu sagen zu deiner eigenen Endlichkeit auf dieser Welt.»

«Zu meiner eigenen Endlichkeit?», fragte ich und richtete mich im Bett weiter auf, «ich habe aber gar keine Angst vor meinem eigenen Tod. Es ist der Tod meiner Eltern, den ich nicht verkrafte.»

«Es ist beides, Lutz, glaub mir», sagte Pastor Brackmann. «Man macht sich da leicht etwas vor oder versteht die eigenen Gefühle nicht richtig. Ich glaube dir schon, dass es dir um deine Eltern geht. Aber beides ist eins, die Angst vor diesem Abschied und die Angst vor dem eigenen Tod. Ein Philosoph hat ihn einmal den Riesen genannt, verstehst du, den Riesen, der im Leben eines jeden Menschen Angst und Schrecken verbreitet, der Menschen ein Leben lang einschüchtern und lähmen kann. Du kannst versuchen, dich vor ihm zu verbergen oder vor ihm wegzulaufen. Es wird dir nichts nutzen. Es gibt nur eine Lösung, du musst ihm mutig entgegentreten, ja, viel mehr noch, Lutz. Du musst den Riesen fällen.»

«Und wie soll das gehen? Ich kann das einfach nicht. Die Todesangst ist übermächtig.»

«Ja, ein Riese eben! Wie du ihn stürzen kannst? Das weiß ich nicht genau. Du musst deine eigenen Waffen wählen und ihm seine Waffen entreißen. Jeder Mensch ist anders, und jedes Leben verläuft anders, schon weil der Tod in jedes Leben auf unterschiedliche Weise hineintritt und zu ganz verschiedenen Zeitpunkten der Biographie. Aber wenn er sich blicken lässt, ist die Chance da. Vielleicht braucht es auch mehr als eine einzige Chance, mehr als nur einen Anlauf. Man kann ihn auch zäh niederringen. Aber es geht! Ich habe es mit eigenen Augen gesehen, wie Menschen über sich hinauswachsen und aufhören, davonzulaufen. Ich habe gesehen, wie der Riese fällt. Auch in dir ist die Kraft, ihn zu Fall zu bringen. Und du wirst dich wundern, wie sich alles verändern wird, welche Kräfte in dir wach werden, wenn es passiert. Nichts und niemand kann dir ein solches Vertrauen einflößen wie dieser Triumph. Sagen wir: Du bekommst kräftigen Rückenwind, und der hört nie wieder auf.»

Der Pastor ging bald darauf. Ich fragte mich ohnehin, warum er so viel Zeit bei mir verbracht hatte, wenn noch so viele andere im Krankenhaus zu besuchen waren. Vermutlich hatte er richtig erkannt, dass ich den Zuspruch brauchte.

Er kam am nächsten Tag, einem Sonntag, noch einmal wieder, blieb aber nur wenige Minuten. Ich war auch sehr darum bemüht, nicht noch einmal so ein Gespräch entstehen zu lassen. Ich mochte ihn, aber ich mochte nicht unbedingt, was er zu sagen hatte.

Seine Worte klangen laut in mir nach, schon weil ich immer noch viel Zeit allein in der Stille des Krankenhauszimmers verbrachte, doch seine Worte machten mir auch neue Angst. Ich spürte, dass er recht hatte, fühlte mich der Aufgabe aber nicht gewachsen. Gewiss überschätzte er mich und verkannte meine Schwachheit.

Dann, allmählich, setzte sich ein neuer Gedanke fest,

und in ersten Umrissen entstanden zögerlich neue Bilder in meinem Kopf: Dem Riesen entgegengehen! Nicht weichen – komme, was da wolle! Ihm fest in die Augen sehen!

Alles Weitere müsste sich fügen.

Bis Dienstagmorgen verbrachte ich die ganze Zeit allein auf dem Zimmer. Nur am Sonntagabend ging ich einmal hinunter, um anzurufen. Ich sagte Vater, was passiert war. Ich rief auch Annette an, von der ich gedacht hatte, dass sie mich am Wochenende besuchen kommen würde. Ich hatte so fest damit gerechnet, dass ich schon am Samstagabend begann, mir Sorgen zu machen, denn warum würde sie nicht kommen, wenn sie nicht selbst krank geworden war oder in Schwierigkeiten steckte?

Ich stand immer wieder in der Eingangshalle in der Schlange für den Münzfernsprecher, von dem aus Frau Iwicki ihre Schwester angerufen hatte. Endlich erreichte ich Annette, und sie sagte: «Ach du, Lutz? Wie geht es dir denn?»

Ich antwortete, spürte aber, dass sie eine kurze Antwort erwartete und nicht viel hören wollte. «Weißt du, Lutz», sagte sie, «es tut mir leid, dass das passiert ist, aber ich meine, dass du selbst daran schuld warst. Wieso hast du diesen Streit nur angefangen? Und vielleicht, habe ich nach diesem Abend gedacht, passen wir auch nicht so gut zusammen, wie wir geglaubt haben, weißt du? Du bist mir irgendwie zu unberechenbar und zu extrem.»

Ich widersprach ihr nicht, sondern sagte: «Ja, ja ...» Ich war ja immer schon der Meinung gewesen, dass wir nicht zusammenpassen. Aber das sagte ich jetzt nicht.

«Du, ich bin verabredet, ich muss mich beeilen ...», sagte Annette, und wir beendeten das Gespräch. Ich habe sie nie wieder gesehen und weiß auch nicht, was aus ihr geworden ist. Die letzte Erinnerung an sie ist der Blick aus dem Krankenwagen in ihr verheultes Gesicht mit den schwarzen Schlieren des Kajal. Es gibt nicht einmal ein Foto von ihr oder uns, das ich zufällig einmal in einem Buch finden könnte. Ich bin darüber ganz froh.

X

Kein Mensch hat Augen wie sie. Deshalb war es gar nicht schwer, sie zu erkennen. Wie die Dinge lagen, war offensichtlich, denn unter Hunderten im alltäglichen Gewimmel meiner Frankfurter Tage leuchteten plötzlich ihre Augen hell auf wie die Lichter eines Schiffes auf dem nächtlichen Meer. Ich weiß, einen solchen Satz darf man nicht schreiben, er klingt viel zu schwärmerisch, und man läuft Gefahr, nicht mehr ernst genommen zu werden. Aber das ist mir gleichgültig. So war es nun einmal. Ich lasse mir das nicht ausreden. Es gab keinen Zweifel.

Auch ihre Bewegungen verrieten sie, wenn sie im Kreis ihrer Freundinnen lief oder morgens auf den letzten Drücker von der Haltestelle an der Galluswarte zur Frankenallee eilte, um gerade noch pünktlich das rote Backsteinhaus zu betreten und dem griesgrämigen Pförtner im Vorbeigehen freundlich zu winken. Nie im Verlaufe eines Tages hellte sich sein Gesicht so auf wie in dem Moment, in dem er sie sah. Ich verstand ihn so gut!

Niemand, nicht einmal irgendeine attraktive junge

Frau, die ich vielleicht im Laufe des Tages sah, bewegte sich so wie sie. Sie konnte mit den Augen lachen, und wenn sie mich dabei anschaute, strömte eine neue, unbekannte Wärme durch meinen Körper. Mehr noch, ihre Augen versprühten eine Zuversicht, die ich nie zuvor gesehen hatte, einen Lebensmut, der mich anzog wie ein Magnet. Ich hatte mich oft verliebt – oder hatte es zumindest in manchem Moment geglaubt. Ich war immer leicht entflammbar gewesen und hatte mit heißem Verlangen vor mehr als einer Frau gestanden, kopflos, erregt, mit Lust und Begeisterung, aber nie, wie jetzt, mit Ehrfurcht und Gewissheit, mit Dankbarkeit.

Ich spürte mit einem Mal, dass unbegreifliche Kräfte Menschen führen und zusammenführen, dass sich Wege nicht zufällig kreuzen, sondern aus gutem Grund, und dass alles Unverständliche in der Dauer eines Wimpernschlages verständlich werden kann.

Genau genommen waren es zwei Wimpernschläge. Denn sie hatte die Eigenart, die Lider, wenn sie begann, mich genauer anzuschauen, immer rasch zweimal hintereinander zu schließen und zu öffnen, was ihren Blick zu einem verschworenen Zuzwinkern machte und mir wie ein verschlüsseltes Zeichen zwischen uns erschien, das die Welt nicht kannte, das uns aber jetzt schon geheimnisvoll verband. So kam es mir vor und schien doch recht plausibel. Meinte sie mit diesen zutraulichen Wimpernschlägen und dem Blick aus ihren grünen Augen von allen Menschen auf der Welt ausgerechnet mich? Es war nicht zu fassen.

Noch überraschter als ich war nur sie selbst. Michaela wollte es gar nicht glauben, als das Objekt ihrer irdischen Mission sprachlos tändelnd vor ihr von einem Fuß auf den anderen trat und schließlich in immer neuen Anläufen hilflos herumstotterte. Sie runzelte die Stirn und gab keine rechte Antwort. Ich gab mir große Mühe, um mir einzureden, dass es ihr gewiss genauso gehe wie mir selbst und sie sich deshalb ein bisschen komisch verhielt, fast so, als wolle sie von mir nichts wissen oder vor mir davonlaufen. Rundheraus: Es fing nicht gut an mit uns zweien. Aber das beeindruckte mich nicht. Ich himmelte Michaela unverdrossen an.

Kennenlernen ist ein seltsames Wort. Es lenkt die Phantasie in die falsche Richtung. Man könnte dann nämlich meinen, der andere Mensch müsse studiert und untersucht werden, Ergebnisse seien nur auf Grundlage solider Forschung zu erwarten, Spontaneitäten dagegen sind in diesem Prozess des Kennenlernens nicht vorgesehen, sie könnten abschließenden Urteilen unzulässig vorgreifen. Es klingt so einleuchtend, dass es dieses Kennenlernen geben muss, wenn etwas Gutes daraus werden soll, es überzeugt mich in gewisser Weise immer noch, dass ersten Eindrücken und unzureichend begründbaren Gefühlen grundsätzlich zu misstrauen ist. Doch wie sonderbar! Dem allen widerspricht, was ich erfahren habe. Es brauchte kein Kennenlernen, kein Fragen und Beurteilen, kein Erproben und Abwägen. Alles war klar und unzweifelhaft. Ich übersprang ganz einfach alle offenen Fragen und wollte mich gleich binden. Und dieses Gefühl erwuchs nicht aus einem Gespräch oder einem Wort, einer Antwort oder einer Erkenntnis. Die Gewissheit lag allein im Schauen, darin, dass ich sie ansah, und darin, dass sie mich ansah. Alles Wahre und Gute ist unverschleiert und wird nicht erst, wie man sich mitunter weismachen will, vom Verstand enthüllt. Es ist einfach da und kann gesehen werden.

In den wichtigsten Augenblicken des Lebens trügen die Sinne nicht. Es hilft, viel über einen Künstler zu wissen, über die Entstehungszeit des Werkes, seine technischen Mittel und die Einflüsse von Lehrern und Vorbildern. Doch die Schönheit, Tiefe und Wahrheit eines Bildes liegt nicht in diesem Wissen, sondern im Bild selbst. Man muss nur hinschauen. So ist das in der Kunst, und so ist das mit den Menschen.

Daraus zog ich ohne weitere Verzögerung die Konsequenzen. «Ich will dich heiraten», sagte ich unverfroren zu Michaela. Es war das dritte Gespräch zwischen uns. Die ersten beiden waren äußerst unglücklich verlaufen, was mir zeigte, dass ich energischer und entschlossener aufzutreten hatte und offenbar zu zaghaft gewesen war. Wenn sie mich bislang nicht verstanden hatte, führte kein Weg daran vorbei, die Lautstärke kräftig aufzudrehen. Wir kannten uns seit knapp zwei Wochen, wenn man, was mir heute noch sinnvoll scheint, die Zeitrechnung mit dem ersten gesprochenen Wort zwischen uns beginnen ließ. Zählt man das Schweigen und Schauen und Staunen dagegen mit, kannten wir uns sogar schon seit über einem Monat.

Michaela gab einen Schreck- und Verlegenheitslaut von sich, einen A-Laut, der nicht in einem Wort, sondern in stummer Fassungslosigkeit endete. Dann sagte sie ruhig und langsam: «Du spinnst.»

Ich antwortete: «Das habe ich schon einmal gehört.»

«Kann es sein, dass du etwas extrem bist in allem?», fragte sie.

«Auch da bist du nicht die Erste, die das sagt», erwiderte ich viel zu rasch und verstand noch in demselben Moment, dass das keine kluge Antwort war. Doch da war es schon zu spät. Die Dummheit war mir herausgerutscht, und sie entging ihr nicht.

«Ach, wie vielen hast du denn schon einen Heiratsantrag gemacht?», fragte Michaela.

«Niemandem», sagte ich, ehrlich gekränkt, und vielleicht sah sie mir diese Kränkung an, denn sie sagte nun:

«Ich will dir nicht weh tun, aber weißt du, das wird nichts mit uns. Du musst dir das aus dem Kopf schlagen, am besten gleich.»

«Aber das kann ich nicht. Ich habe etwas gesehen, Michaela. Also nein, das habe ich jetzt schlecht ausgedrückt. Ich wollte sagen: Ich habe *dich* gesehen. Verstehst du? Dich! Und da wusste ich das alles.»

Sie schaute mich ratlos an und lachte mit den Augen. «Du hast mich gesehen und fandest, wir sollten mal heiraten?»

«Ja, genau! Also nein. Nicht ‹mal heiraten›, das klingt so läppisch, aber der Rest stimmt. Ich habe dich gesehen und wusste gleich, dass du meine künftige Frau bist, dass mit dir alles anders sein wird.»

«Anders?», fragte Michaela mit weit aufgerissenen Augen und kaum unterdrückter Empörung in der Stimme. Ich verstand, dass ich schon wieder etwas Törichtes gesagt hatte und dabei war, endgültig alles zu vermasseln.

In der Verlegenheit, etwas antworten zu müssen, entschied ich mich zu meiner eigenen Überraschung für die Wahrheit. Ich sagte: «Ja, ich war schon einmal sehr verliebt. Nicht nur verliebt, es war viel mehr als das. Es war eine große Liebe, glaube ich. Ich wollte auch nicht, dass es zu Ende geht. Aber es war doch nicht, wie soll man das sagen, das Richtige. Ich habe Renate geliebt, auf eine bestimme Art. Wenn ich das bestreite, mache ich mir etwas vor – und dir auch. Ich will sie auch nicht verraten und kleinmachen, nur weil es jetzt so ist, wie es ist, oder weil sie weggelaufen ist. Vielleicht war das zwischen Renate und mir auch Liebe. Aber es war nicht so wie mit dir. Dich liebe ich ganz anders, weißt du, viel tiefer und wahrhaftiger.»

Das letzte Wort bereute ich sogleich. Es war wiederum schlecht gewählt und klang auch viel zu pathetisch. Aber es war eben das Wort, das mir in diesem Augenblick auf die Schnelle einfiel: wahrhaftiger. Ich war mir nicht mehr sicher, ob ich das Wort tatsächlich bereuen sollte oder nicht.

Michaela wurde rot und sah jetzt besorgt aus. Sie strich sich die Haare aus dem Gesicht, schaute an mir vorbei und blinzelte durch die rahmenlose Brille gegen den leicht bewölkten Himmel über uns. Ich sah sie an und staunte wie immer über ihre Schönheit, über die mädchenhaften, fast noch kindlich zarten Gesichtszüge, über das Sanftmütige und Beruhigende darin, über das Überraschende und doch schon ganz Vertraute an ihr. Was war das nur, das sie so glänzen und strahlen ließ, als würde das Licht nicht auf sie fallen, sondern aus ihrem Innern herausleuchten? Und was weckte in mir das unbestimmte Gefühl, dass wir uns schon längst kannten?

Sie sagte nichts, aber ich konnte in diesen Momenten am südlichen Mainufer mühelos ihre Gedanken lesen, die sich in den schnellen Bewegungen ihrer Augen und der zunehmenden Unruhe in ihrem Gesicht abzeichneten. Jemand, der aus heiterem Himmel solche Liebeserklärungen macht und einer Einundzwanzigjährigen beim dritten Treffen Heiratsanträge unterbreitet, ist verrückt, das war es, was sie dachte. Was denn sonst? Ich konnte ihr im Grunde auch keinen Vorwurf machen.

«Kann es sein, dass du einfach ein bisschen zu viel Phantasie hast, Lutz?», sagte sie.

«Nein, umgekehrt», antwortete ich, «du hast viel zu wenig Phantasie.»

«Ach, frech sein, das kannst du, ja?»

«Das können wir alle, wir Bottroper», sagte ich strahlend, weil ich hoffte, nun das Schwere und Salbungsvolle der letzten Minuten lässig zu überspielen, «die Frechheit ist in Bottrop erfunden worden, sagt eine alte Redensart.» Ich hatte einen kleinen Erfolg; Michaela lachte.

Sie vergrub die Hände tief in den Jackentaschen und versuchte, das Thema zu wechseln: «Was ist eigentlich mit deinen Schneidezähnen passiert? Das wollte ich dich schon beim letzten Mal fragen.»

In meiner Erklärungsnot entschied ich mich diesmal gegen die Wahrheit und antwortete: «Also, das war ein Skiunfall. Ich bin mit hundert Sachen die Piste in Verbier runtergefahren und dann nach einem langen Sprung von einer selbstgebauten Schanze gestürzt, habe beide Ski verloren, und einen von beiden habe ich beim Sturz voll ins Gesicht bekommen. Er hat mir die Zähne ausgeschlagen. Es war ein irres Pech, weißt du?»

«Wirklich?», fragte Michaela erschrocken und voller Mitleid, «das ist ja schlimm.»

Ich dachte kurz nach und sagte: «Nein, das ist gelogen. Ich habe mir das so als Story ausgedacht, weil ich jetzt ständig danach gefragt werde und weil mir die Wahrheit peinlich ist. Es war eine Schlägerei auf der Straße, mit einem anderen Bottroper. Es ist noch nicht lange her. Daher habe ich auch die Narbe über dem Auge, weißt du. Übrigens ist das nur ein Provisorium, was du hier siehst.» Dabei öffnete ich den Mund zu einem breiten Stewardessenlächeln und zeigte mit der Zeigefingerspitze von unten auf die oberen Schneidezähne: «Das wird noch besser, sagt der Zahnarzt. Demnächst bekomme ich eine schöne neue Brücke.» Dazu streckte ich den Kopf etwas vor und zog die Mundwinkel zurück.

«Mensch, Lutz, du bist genau der Mann, von dem ich immer geträumt habe», sagte Michaela mit einem lauten Seufzer und schlug dabei zweimal rasch die Augenlider auf und zu.

Ich fiel darauf herein, freute mich und sagte euphorisch: «Ehrlich?»

Sie lachte sehr und schüttelte den Kopf, so dass ihre Haare kräftig durch die Luft wehten. Ich erschrak über meine Trotteligkeit, lachte jetzt aber auch. Zum ersten Mal lachten wir zusammen.

«Du hast nicht nur zu viel Phantasie, Lutz, du hast auch irgendwie deine Gefühle nicht im Griff. Deshalb gerätst du in eine solche Schlägerei, und deshalb verliebst du dich Hals über Kopf in Frauen, die du nicht kennst. Ich weiß nicht genau, was du in mir siehst. Aber du kennst mich überhaupt nicht, das weiß ich. Und du weißt nichts von meiner Unvollkommenheit. Du malst dir irgendetwas aus. Ich bin so eine Leinwand für dich, auf die du deine Träume malst. Aber warum ich? Es ist nichts Gutes, wenn man sich so schnell verliebt wie du, verstehst du das? Das ist nichts als Schwärmerei, das ist ein Strohfeuer. Heute hier, morgen dort. Habe ich nicht recht?»

«Nein, du irrst dich, Michaela. Ich will dich ganz, mit allem, auch mit deiner Unvollkommenheit, die ich noch nicht kenne. Es ist schon richtig, wenn man einfach seinen Gefühlen traut und nicht auf Beweise und Gründe wartet. Liebe ist kein Kaufvertrag. Du stellst dir Sicherheiten und Garantien vor, die es nicht gibt. Man muss springen, ins Ungewisse hinein, und man muss darauf vertrauen, dass man aufgefangen wird.»

«Ist das ein Zitat? Das klingt gar nicht nach dir, sondern wie …», sie suchte nach einem treffenden Wort, «wie eine Kalenderweisheit oder etwas aus einem Ratgeberbuch.»

«Ich meine das ernst, Michaela. Wenn du springst, bin ich da, das ist alles, was ich dir versprechen kann. Aber springen musst du. Und dass ich ein Wagnis bin und ein Risiko, das weiß ich schon selbst. Aber ich bin keine Mogelpackung. Vertraue mir einfach und spring! Heirate mich!»

Michaela schwieg und schaute mich nun an, als hätte ich sie ernsthaft zum Nachdenken gebracht. Das wertete ich als weiteren Erfolg und fühlte mich ermutigt. Doch dann bewegte sie langsam den Kopf hin und her und machte ein sehr ernstes Gesicht dazu, das ihr nicht gut stand. So ernst hatte ich sie noch nie gesehen, mit einem neuen, angespannten Zug um den Mund, als habe sie gerade etwas Bitteres geschmeckt oder etwas Schmerzhaftes erfahren. Sie sah aus, als wolle sie mir und sich selbst jedes weitere Wort ersparen.

Ich hatte noch nicht alle Hoffnung verloren, aber das, was geblieben war, war nur noch ein Hoffnungsschimmer.

«Und was, Lutz, wenn ich längst einem Anderen gehöre?», sagte Michaela.

Ich wusste darauf erst einmal nichts zu sagen. Die Vorstellung von Michaela an der Seite eines anderen Mannes tat weh. Aber wie genau meinte sie das? Mir fiel auf, dass etwas ungewöhnlich war an der Art, wie sie das formuliert hatte. Sie hätte es anders und entschiedener sagen können, nicht als Frage, sondern als Tatsache.

Schließlich antwortete ich: «Ich glaube das nicht, Michaela, das kann nicht sein. Ich weiß, dass wir füreinander bestimmt sind.» Sie schwieg, und ich schwieg auch, doch ich spürte, dass ich nicht mehr sagen und tun konnte, sondern dass alles allein davon abhängen würde, ob sie Ja zu mir sagen würde.

Es ging noch eine Weile so, nicht nur an diesem Tag, sondern an vielen Tagen. Ich versuchte es abwechselnd mit forschen Liebeserklärungen und treuherziger Behutsamkeit, mit stürmischer Draufgängerei und versponnener Poesie. Es dauerte lange, schmerzlich lange, bis sie nicht nur in der geheimen Sprache ihrer Blicke und Wimpernschläge, sondern mit Wort und Stimme sagte: «Ja, ich will.»

Erzwingen konnte ich es nicht. Ich wusste, dass es geschehen würde, meine ich heute im Rückblick. Aber das ist immer leicht gesagt, wenn man recht behalten hat. Erfüllten Hoffnungen wohnt das Unvermeidliche, das Zwangsläufige inne, weil sich alles gegen den Gedanken sträubt, dass es auch anders hätte kommen können. Das konnte es nicht. Ich beharrte unentwegt auf meiner Sehnsucht und ließ sie mir nicht nehmen, nicht einmal von Michaela und ihren steten Beteuerungen, dass ich auf dem falschen Dampfer sei.

Ich wollte mir keine Grenzen und Mauern einreden lassen, nicht einmal von ihr oder meiner eigenen Mutlosigkeit in manchen Momenten. Es gab ja nicht nur die enttäuschte Erwartung, es gab auch das unerwartete Gute, auf das man unbeirrt hoffen durfte. Man musste sich nicht zufrieden geben mit Halbherzigkeiten und Kompromissen. Ich wollte lieber träumen und warten.

Während ich wartete und träumte, gab sie mir Rätsel auf, indem sie mich immer wieder ausdrücklich entmutigte, um mir dann doch ein Zeichen zu geben, das wie die Bitte klang, bloß nicht nachzulassen in meinem werbenden Eifer. Ich durfte sie nie berühren, und wenn ich es versuchte, wurde ich mit strengen Blicken und großem Ernst bestraft, als hätte ich wie ein Kleinkind gedankenlos und unachtsam etwas Zerbrechliches in die Hand genommen. Dann zog sie ihre dicht gewachsenen dunklen Augenbrauen zusammen, formte die Lippen zu einem

Schmollmund und machte ein empörtes Gesicht, das mir Angst einflößte, so dass ich fürchtete, nun sei alles verloren. Aber dann durfte ich sie wieder begleiten zu ihren Freunden, ich durfte neben ihr auf dem Fahrrad den Main entlang fahren, im Theater neben ihr sitzen, ihr zuhören, ihr erzählen und vorlesen und ihr meine Lieblingsbilder im Städel und in der Schirn zeigen. Ich durfte sie abends vor ihrer Haustür absetzen, in der sie ernüchternderweise ohne Zögern und ohne jeden Abschiedskuss verschwand, aber nicht ohne mir noch einmal rasch mit zwei Wimpernschlägen verschworen zuzunicken. Ich nickte entschlossen zurück, als wüsste ich genau, was sie mir damit sagen wollte, und fuhr dann völlig verwirrt nach Hause.

Wann das Ungeheure geschah und vor allem: warum – ich weiß es bis heute nicht genau. Habe ich das Zauberwort gefunden und ausgesprochen, ohne es selbst bemerkt zu haben? Habe ich etwas richtig gemacht in der Zeit, in der ich unermüdlich um Michaela scharwenzelte? Oder lag es gar nicht an dem, was ich getan oder gesagt habe?

Wenn ich Michaela später gefragt habe, wann und warum sie mich doch noch lieb gewonnen hat, hat sie die Frage stets unbeantwortet gelassen, und mir schien, sie tat es nicht, weil sie keine Antwort darauf zu geben wüsste, sondern weil sie dieses Geheimnis unter keinen Umständen preisgeben will. So weiß ich es bis heute nicht.

Nur ein Wort ist Jahre später einmal gefallen, das ich seither nie mehr vergessen habe und das in mir nachhallt, wenn ich an diese Zeit und dieses ungelöste Rätsel denke: Wachsen! Gefallen ist es in einem anderen Zusammenhang, einmal, als sie mich schalt für Gott weiß was, ich habe es längst schon vergessen, es mag ein recht nichtiger Anlass gewesen sein. Aber da sagte sie erregt: «Du meinst, dass alles geschieht wie Blitz und Donner, in einem einzigen Moment, für dich gibt es nur das Springen und Fallen und all das, was im Bruchteil einer Sekunde geschehen kann. Und du willst so gescheit sein? Vieles muss wachsen, verstehst du das denn nicht?»

Ich hatte es wirklich nicht verstanden und hörte ihr stumm und etwas eingeschüchtert zu. «Vieles braucht einfach Zeit! Ihr Bottroper habt nicht nur die Frechheit erfunden, sondern auch die Geduld abgeschafft, und das ist viel schlimmer. Du kannst ja kräftig am Gras ziehen, wenn du glaubst, dass es davon schneller wächst. Probier's nur aus! Vielleicht verstehst du dann, dass das nicht alles ist, dieses ‹Hier und Jetzt›, dieses ‹Alles auf einmal› und auch nicht deine Willenskraft. Sei doch nicht so dumm! Du müsstest doch wissen, dass es nicht nur ein Licht gibt, das man an- und ausschaltet, sondern ein viel schöneres

Licht, das ganz langsam entsteht, ganz schwach noch zu Beginn der Morgendämmerung und später doch strahlend als ein großer heller Tag! Ach, was rede ich denn, du verstehst es ja ohnehin nicht. Wachstum macht keinen Lärm, es macht nicht einmal ein Geräusch, es findet in der Stille statt!»

Wenn sie so mit mir schimpfte, was selten vorkam, aber bisweilen eben doch, dann war ich immer sehr beschämt, doch ich hatte, wenn ich nun ganz ehrlich bin, auch Freude an diesen Temperamentsausbrüchen, vor allem auch Freude an ihren Gesichtszügen, die dann nicht einmal zornig, aber bewegter und leidenschaftlicher waren, mit Blicken, die mich ins Herz trafen, und einem Mund, der selbst noch das strenge und heftige Wort in eine Ermutigung und Liebeserklärung zu verwandeln schien. Noch ihr Schimpfen war unverkennbar voller Zuneigung und ließ nie eine Verletzung zurück.

Kurzum, spät in jenem Jahr, als die Tage immer kürzer wurden und der Advent schon den ersten scharfen Frost brachte, nahm Michaela eines Nachmittags meine Hand. Keine Berührung meines Lebens fühlte sich so gut und so richtig an wie diese. Dass ich sehr überrascht war, ist ebenso wahr wie das Gegenteil: Ich war überhaupt nicht überrascht. Schon die erste Berührung hatte etwas Selbstverständliches.

Unsere Hände fügten sich ineinander wie zwei Puzzlestücke, die geschmeidig zusammengleiten und sich passgenau fügen wie keine anderen zwei Stücke auf der Welt.

Überwältigt von Freude und Glück war ich dennoch und mehr noch von dem Gefühl, dass kein Zweifel und keine offene Frage zurückblieb. Ich spürte, wie sich alle Türen verschlossen, sich eine andere Tür aber öffnete und den Blick auf eine unendliche Landschaft preisgab, die als Schauplatz eines unwägbaren Abenteuers, aber auch als ein gutes Versprechen vor uns lag. Ich genoss die Gewissheit, ihre Hand nie wieder loslassen zu müssen. Der Engel, den ich gesehen hatte, wurde meine Frau.

Am Nordseestrand, dem Sehnsuchtsort der langen, langweiligen Tage im Maria-Veener Studiersaal, gingen wir unsere ersten gemeinsamen Schritte. Wir waren aus Frankfurt nach Norderney geflüchtet. Michaela hatte doch mehr Phantasie, als ich geglaubt hatte, und war noch an demselben Abend Hals über Kopf mit mir aufgebrochen – «Herz über Kopf!», wie sie selbst das im Übermut jenes Augenblicks nannte. Es war mitten im Winter, und die Nordsee fror zu, was nur alle Jubeljahre einmal passiert, aber jetzt geschah es, so dass wir die Insel, auf der wir Zuflucht gesucht hatten, gar nicht so bald verlassen konnten und länger bleiben mussten.

Das war ein besonders gütiges Schicksal. Am Weststrand zogen wir unsere Spuren in den Sand, auf der Marienhöhe wärmten wir uns auf, rührten im Tee, lutschten Kluntjes, schmusten auf den rosafarbenen Plüschmöbeln und bauten die schönsten Luftschlösser. Wir träumten zusammen einen fabelhaften Traum von einem langen Leben, von einem behaglichen Haus, von einer Handvoll Kindern, von allem Schönen und Guten, das ein Leben hergeben mochte, wenn zwei sich ganz einander anvertrauen und alles geben, was in ihnen steckt. Wir träumten davon, nie mehr von der Seite des anderen zu weichen. Wir waren liebestrunken und seelenfroh.

Im Hafen tobte ein böiger Nordostwind. In unseren Herzen aber kehrte Ruhe ein. Wir waren bis über beide Ohren verliebt, aber zugleich viel mehr als nur das. Wir waren an unserem Bestimmungsort angekommen. So – ja, genau so! – fühlte es sich an.

Am Tag vor der Abreise verließ ich unter einem Vorwand das alte Fischerhaus in der Bogenstraße, das wir anfangs nur für drei Tage angemietet hatten und in dem wir dann noch hatten bleiben können, solange die Fahrrinne in der Nordsee zugefroren war, und ging allein ins Städtchen hinüber. In der Knyphausenstraße hatte ich ein Schmuckgeschäft entdeckt. Ich betrat den Laden und ließ mir Trauringe zeigen.

«Woran hatten Sie denn gedacht?», fragte die Inhaberin, eine korpulente, aber elegante Frau, und musterte mich ausgiebig von oben bis unten, als könnte sie von meinem Aussehen auf die Ringe schließen, die für mich in Frage kommen mochten. Woran hatte ich gedacht? An gar nichts. Erst als ich die Ringe sah, in Weißgold und Platin, mit einem Brillanten auf dem kleineren Ring oder mit einer eingravierten Bordüre auf beiden, merkte ich, dass mir nichts davon gefiel. «Das passt alles nicht zu uns», sagte ich, «das ist zu modern und zu großspurig. Wir sind ganz anders.»

«Hm», sagte die Frau hinter der Ladentheke, «wir haben auch historische Ringe. Interessiert Sie das vielleicht?»

«Was sind denn historische Ringe?», fragte ich.

«Ringe, die schon vor Ihnen jemand getragen hat. Alte Eheringe. Wir nehmen sie manchmal in Kommission, wenn es gute Qualität ist. So etwas zum Beispiel.»

Und dazu legte sie zwei Ringe auf den Tisch mit dem blausamtenen Präsentierdeckchen, die mich sehr überraschten. Es dauerte einen Moment, bis ich mir darüber klar wurde, was an diesen Ringen ungewöhnlich war, denn in gewisser Weise waren sie äußerst unauffällig, zwei schlichte goldene Ringe ohne Verzierung oder Edelsteine. Aber ungewöhnlich war doch ihre Farbe, die viel leuchtender und goldener schien als die der anderen Ringe, eine Goldfarbe, wie märchenhörende Kinder sie sich vorstellen oder wie sie aus der Truhe herausstrahlt, wenn im Piratenfilm die Schatzkiste geöffnet wird. Außerdem waren die Ringe nicht ganz rund und die Oberfläche vermackt.

«Aber die sind ja ganz schön mitgenommen», sagte ich etwas herablassend, «überall kleine Dellen und Macken. Und die Farbe ist auch komisch.»

«Ja», sagte die Inhaberin, «weil das Material so weich ist. Deshalb nimmt man ja meistens kein Feingold für Eheringe, sondern etwas Härteres, eine Mischung mit einem gewissen Goldanteil halt. Aber die beiden wollten es wohl genau so.»

«Die beiden?», fragte ich.

«Ich kannte sie noch, ja, aber sie sind jetzt lange schon tot. Sie wohnten hier auf der Insel und waren schon alt, als ich Kind war. Ein Fischer, der auch im Ruhestand hier geblieben ist. Aber die wurden noch viel älter und liefen hier noch als steinaltes Ehepaar herum. Die Tochter ist nun auch schon alt, sie brachte neulich die Ringe.»

Ich kaufte sie. Vielleicht war es nur eine gewiefte Verkäuferin, ging mir später durch den Kopf, die sich das ausgedacht hatte, weil sie spürte, welche Saiten sie bei mir anschlagen musste. Viel lieber aber will ich glauben, dass es genau so war, wie sie es mir erzählt hat.

Als ich wieder im Haus ankam, stand Michaela in der Küche und rührte in einem Töpfchen. Ich zog sie zum Tisch hinüber, setzte mich und sagte: «Willst du mich heiraten?»

«Du willst es noch einmal hören? Ja, ich will.»

«Ich meine: heute.»

«Ich habe mich daran gewöhnt, dass du ein bisschen verrückt bist. Aber du überraschst mich immer noch, nach all der Zeit, nach all den Tagen!» Sie lachte mich aus. «Wahrscheinlich hast du schon alles vorbereitet, das Brautkleid liegt bereit, der Inselpfarrer weiß auch Bescheid?»

«Nein», sagte ich. «Es ist wohl nicht ganz so leicht, das verstehe ich ja auch.»

«Aber du würdest jetzt gern endlich Nägel mit Köpfen machen und diese lange, lange Zeit des Wartens beenden?»

«Ja, genau!», sagte ich.

Michaela schaute mich an und schlug zweimal mit den Augenlidern. Wir lachten. «Du weißt, mir fehlt es so ein bisschen an Phantasie. Es ist schon nach vier, und gleich wird es dunkel. Ich kann mir einfach nicht vorstellen, dass das heute noch was wird mit der Trauung», sagte sie mit mildem Spott.

«Mag sein», antwortete ich, «aber wir könnten uns heute noch verloben.»

Jetzt schaute sie mich verwundert und ernst an. Ich hatte sie tatsächlich noch einmal aus der Fassung gebracht. Sie wusste ganz offensichtlich nicht, was sie sagen sollte. Wir schwiegen und blickten uns an. Der Augenblick wurde immer länger. Dann strich sie mir mit den Fingerspitzen über die Wange und schaute mir dabei immer noch fest in die Augen. Mir wäre es am liebsten gewesen, wir hätten noch lange so geschwiegen und uns angeschaut. Doch sie sagte: «Du bist ja einer … Du willst dich nicht aufhalten lassen, oder?»

«Nein», sagte ich, «und du doch auch nicht, oder?»

«Und wie verlobt man sich? Du hast doch mit allem so viel Erfahrung», sagte Michaela, jetzt doch wieder spottend.

«Sehr witzig», sagte ich. «Ich weiß nicht. Ich glaube, da braucht man nichts und niemanden zu. Das geschieht einfach zwischen uns beiden.»

«Zwischen uns dreien», sagte Michaela ohne Zögern. Jetzt war ich derjenige, der sehr verwirrt aus der Wäsche schaute und nicht recht begriff, was gemeint war. «Komm mit!», sagte sie, griff nach Jacke und Schal, nahm meine Hand, und wir verließen das Haus. Sie zog mich schnell vorwärts, als seien wir nun in Eile. Ich war mir nicht sicher, wohin sie gehen wollte, sie sagte auch weiter nichts, aber es fühlte sich gut an, von ihr an der Hand geführt zu werden.

Wir gingen durch den Herrenpfad bis zum Kaiserdenkmal, und dann begriff ich es. Michaela öffnete die Tür zu der neugotischen Backsteinkirche, die ich bei all meinen Inselbesuchen noch nie betreten hatte und die mir nur beiläufig durch den Namen Ludgerus, meinen Namenspatron, aufgefallen war. Sie zog mich wortlos hinein. Im Innern schob sie mich in eine Bank, und wir knieten nebeneinander. Sie faltete die Hände und schloss die Augen. Ich kniete neben ihr und schaute sie von der Seite verlegen an. Ich wusste nicht, was ich jetzt sagen oder tun sollte. Ich wollte aber nicht unaufrichtig sein.

«Warte mal!», sagte ich mit halblauter Stimme, «ich muss dir noch etwas Wichtiges sagen. Ich bin mir gar nicht sicher, ob ich an Gott glaube.»

«Ach, so ein Quatsch. Wer von uns beiden hat denn jetzt zu wenig Phantasie?»

«Du meinst, das ist eine Frage der Phantasie?»

«Auch, ja. Es braucht Phantasie und Hoffnung, du musst Undenkbares denken können, was dir doch sonst nicht so schwer fällt. Und man darf sich nicht selbst im Weg stehen mit dem eigenen Hochmut und der eigenen Angst, dann ist es ganz leicht.»

«Vielleicht kann ich aber nicht glauben, jedenfalls nicht so richtig.»

«Natürlich tust du das. So gut kenne ich dich doch. Und

wann immer dir etwas fehlt an Glaubenskraft und Gottvertrauen, borge ich dir etwas, ich habe reichlich davon. Nur musst du es gut bewahren und mir zurückgeben, wenn ich selbst einmal schwach werde und es brauche. Also stell dich nicht so an. Und jetzt zur Sache. Du wolltest dich doch verloben, oder?»

«Ja.»

«Jetzt gilt's. Leg los!»

«Aber was muss ich denn jetzt sagen?»

«Was willst du denn sagen, denk doch mal nach! Du bist doch sonst so kreativ und nie um ein Wort verlegen.»

Ich dachte nach. Dann wusste ich es.

«Du kannst dich ganz auf mich verlassen, Michaela, ganz. Es gibt keinen Zweifel, und es gibt kein Zurück. Ich gehöre von nun an dir und bleibe dir treu. Ehrenwort!»

«Ja», sagte Michaela. Tränen standen plötzlich in ihren Augen. Dann blickte sie wieder nach vorn auf das von Kerzenschein schwach beleuchtete Kreuz, nahm dabei aber mit ihrer rechten Hand meine linke Hand, schob ihre Finger zwischen meine Finger und hielt so meine Hand für einen langen Augenblick, in dem sie die Augen schloss, fest. Ich wischte ihre Tränen weg, indem ich mit dem Handrücken über beide Wangen strich. Als sie aber gehen wollte, sagte ich ihr: «Warte, es fehlt doch noch etwas.»

«Nein, es fehlt nichts. Es ist alles gut so. Ich weiß es.»

Ich griff in meine Hosentasche und zog das schmucklose Plastiktütchen mit den beiden Ringen heraus. «Schau mal!», sagte ich. Michaela sagte jetzt nichts mehr. Sie verfolgte alles schweigend, allein mit den Augen. Sie sah, wie ich die beiden Ringe aus dem Tütchen in den Handteller meiner linken Hand gleiten ließ, sie betrachtete die etwas unrunden, vermackten Ringe, und sie schaute wortlos zu, als ich den Ring auf ihren linken Ringfinger schob. Er passte erstaunlich gut. Wie unrund er war, fiel jetzt nicht mehr auf. Dann nahm sie den anderen Ring und versuchte, ihn auf meinen Finger zu schieben, es ging nicht so leicht, sondern brauchte viel Kraft und eine ganze Weile. Er war so eng, dass er mir ein bisschen weh tat, doch dann rutschte er mit einem Mal doch über das Gelenk.

Michaela hielt meine Hand und schaute auf unsere Ringe. Sie machte ein zufriedenes Gesicht, nicht das Gesicht einer Braut im Fotografenstudio, die angestrengt in die Kamera grinst, eher das Gesicht einer Floristin, die nach getaner Arbeit den gebundenen Blumenstrauß am ausgestreckten Arm hält und noch einmal prüfend und billigend anschaut. Dabei lächelte sie und atmete tief durch.

XI

Hätte ich in diesen Tagen, die wir erlebten wie auf einem anderen Stern, einen Gedanken an den Tod verschwenden wollen? Es wäre mir inmitten unseres Freudentaumels nicht in den Sinn gekommen. Dabei wusste ich doch, dass mir nur ein kleiner Aufschub zugebilligt worden war und das nächste Unheil bevorstand. Hatte ich wirklich geglaubt, dass der Tod auf unser Wintermärchen Rücksicht nehmen und sich von unserer Liebe beeindrucken lassen würde? Dann kannte ich ihn immer noch schlecht. Er hält sich an keine Gesetze, schon gar nicht an die der menschlichen Gefühle und Empfindlichkeiten.

Ich verstand damals auch nicht gleich, was das eine mit dem anderen zu tun hatte, Vaters Siechtum und Michaelas zutrauliche Wimpernschläge, sein nahender Tod und mein Kopfsprung in die Bindung mit einer quasi Unbekannten. Das Leben scheint zufällig und hingeworfen, es sieht zu mancher Stunde aus wie ein Würfelspiel, in dem Glück und Pech wahllos verteilt sind, ein Spiel, in dem nur Willkür regiert und Unsinn auch.

Doch der Schein trügt. So wie es falsch ist zu glauben, das

Leben allein mit Willenskraft bezwingen und bewältigen zu können und dadurch die Willkür zu brechen, so wird das Wesen der Lebensläufe ebenso verkannt, solange in ihnen nur der Zufall am Werke zu sein scheint. Es wirken andere, unverfügbare Kräfte im Leben. Sie sorgen dafür, dass nichts, was geschieht, folgenlos bleibt, dass sich Ereignisse und Erfahrungen auch ganz ohne menschliches Zutun verbinden und verflechten, wenn erst einmal die Zeit ihr Werk verrichtet hat. Die Stränge dieses Lebenszopfes aber sind weder ein Ergebnis des Zufalls noch des Willens, sondern des Erlebten und Ungelebten, der Deutung und Reifung. Deshalb wird das Leben immer erst rückblickend verstanden. So geht es allen, und so ging es auch mir.

Auf der Fähre zum Festland wagten wir uns trotz der Kälte für eine kleine Weile nach draußen und genossen es, einmal allein zu sein, während es im Zwischendeck voll und stickig war und nach Kaffee und Zigaretten roch. Ich hatte Michaela meine Lammfelljacke gegeben, weil sie bei der hektischen Abreise aus Frankfurt nur eine frühlingsgrüne Steppjacke mitgenommen hatte, die für dieses grimmige Wetter viel zu dünn war, obwohl sie doch, wie ich damals gerade lernte, so ungemein kälteempfindlich ist. Ich selbst trug zwei Pullover übereinander, eine einfache Windjacke und einen Schal, fror aber trotzdem.

Es schwammen noch große Eisstücke in der Fahrrinne zwischen der Insel und dem Festland. Hier und da türmten sie sich auf, nicht so dramatisch wie in Caspar David Friedrichs «Gescheiterter Hoffnung», aber doch so imposant und gewaltig, dass sich die Kulisse dieser Augenblicke tief in mein Gedächtnis eingeprägt hat.

Einmal blieb die Fähre sogar noch stecken, legte den Rückwärtsgang ein, fuhr ein Stück zurück und durchbrach erst mit neuem Anlauf und Schwung den Haufen Treibeis – man konnte meinen, dass die Insel uns gar nicht wieder hergeben wollte, dass die Fahrt durch das Treibeis unsere mühselige Rückkehr von der Insel in den Alltag symbolisierte, als habe sich das jemand so ausgedacht.

Als wir dort draußen auf dem Oberdeck standen und die Insel am Horizont immer kleiner wurde, sagte ich zu Michaela: «Wir müssen es noch besiegeln.»

«Wie meinst du denn das?», sagte sie, und ihre Haare flatterten dabei im kalten Wind.

«Da fehlt noch jemand. Vertraue mir.»

Michaela schaute mich forschend an. Die scharfe Kälte rötete ihre Wangen und ihre Nasenspitze. Ihr Atem wirbelte in Nebelschwaden aus ihrem Mund und wurde vom Fahrtwind im Nu verweht. Das Festland nahm vor unseren Augen Formen an und wurde größer.

Das Auto hatten wir in Norddeich abgestellt und fuhren von dort nach Bottrop. Michaela saß auf dem Beifahrersitz und hielt meine rechte Hand. Ich ließ sie los, wenn ich schalten musste, griff dann aber gleich wieder nach Michaelas Fingern. Wir teilten uns eine Flasche «Vanillamilch» von der Tankstelle und «DeBeukelaer»-Butterkekse. Wir sprachen während der Fahrt kaum ein Wort.

Als ich das Zimmer betrat, in dem Vater lag, erschrak ich. Eine muffige Luft und ein Gemisch medizinischer und menschlicher Gerüche schlugen uns entgegen. Sein Zustand hatte sich schon wieder verschlechtert. Als ich Gelegenheit hatte, mit dem Pfleger zu sprechen, erfuhr ich, dass Vater nun auch ganz erblindet war. Das also auch noch, zu allem anderen, den Folgen des Schlaganfalls, den er gleich nach der ersten Operation erlitten hatte, dem langsam den Körper durchwuchernden Krebs, den Lähmungen und Bewegungsstörungen, den Gewichtsverlusten und der ununterbrochenen Bettlägerigkeit. Er lag etwa so da wie in der Nacht, in der ich seinen Tod erwartet hatte, nur war er seither noch schwächer geworden und sah jetzt auch kleiner aus. Es war immer weniger von ihm übrig.

Ich sagte: «Vater, ich bin nicht allein. Ich will dir Michaela vorstellen. Wir haben uns gestern verlobt.»

Er drehte den Kopf zu uns, seine weit geöffneten Augen

schienen zu suchen, aber nichts zu finden. Nicht erst die Erblindung, schon die verrückte Stellung der Augen seit dem Schlaganfall hatte ihn noch schlimmer entstellt als mich die herausgeschlagenen Schneidezähne. Zögernd sagte er «Ja ...» und hob die rechte Hand, als wolle er nach etwas fassen.

Michaela ergriff seine Hand und sagte: «Das freut mich, Herr Brokbals, dass ich Sie kennenlerne.»

Er sagte eine Weile gar nichts, hielt aber Michaelas Hand fest. Dann, als wir schon vermuteten, er sei eingeschlafen, sagte er sehr langsam: «Wir müssen aber du sagen. Wir sind doch jetzt Familie. Ich bin der Hans.»

«Und ich die Michaela», antwortete sie, und ich sah, wie sie gleich nach der letzten Silbe die Lippen zusammenpresste, um sich ihre Traurigkeit nicht anmerken zu lassen. Sie schaute auf den alten Mann mit einem Blick, den ich nicht deuten konnte, aber ich nahm die tiefe Unruhe darin wahr.

Dann setzte sich Michaela auf die Bettkante, nahm erneut Vaters rechte Hand und legte sie auf ihre Wange. Seine Fingerspitzen bewegten sich, sie tasteten ihre Schläfe ab und ihre Augenbrauen, ihre Nase und schließlich ihren Mund, ihr Kinn und ihren Hals. Dabei bewegten sich seine Augen immer noch suchend ins Leere hinein. Sie ließ alles geschehen und schaute ihn immer noch an. Ich stand schweigend daneben. Auf ihrer makellosen Mädchenhaut sah seine alte, rauhe, fleckige Hand entsetzlich aus.

Schließlich sagte ich: «Wenn du doch nur sehen könntest, wie schön sie ist, Vater.»

Er sagte: «Ich sehe dich nicht, Michaela. Meine Augen sind heute nicht gut, es ist ganz dunkel. Vielleicht ist es morgen besser.»

«Ja, ich weiß», antwortete sie.

«Ich sehe dich nicht, Michaela. Aber du kommst mir bekannt vor.»

Er hielt wieder ihre Hand und schien weiterhin zu sprechen, doch waren seine Worte jetzt nicht mehr zu verstehen. Nur ein fast lautloses Gemurmel auf seinen Lippen zeigte, dass er noch nicht fest schlief. Ich musste an den Moment denken, den ich am Sterbebett meiner Großmutter verbracht habe, wenn auch nur im Bauch meiner Mutter. Aber was heißt schon: nur? Die Erinnerung daran und die Phantasien, die sich damit verbinden, begleiten mich immer noch. Sie flüsterte mir eine Botschaft zu, nur mir! Jetzt schien Vater, Michaelas Hand haltend, ihr eine Nachricht zuzusprechen, und sie hörte schweigend und konzentriert zu, ohne dass ich ein Wort hören konnte.

Dann wurde er aber sehr müde und verstummte bald ganz. Es blieben die einzigen Worte, die zwischen den beiden jemals gesprochen wurden.

Wir waren auf dem Weg zum Parkplatz, als Michaela zu mir sagte: «Willst du hier bleiben?»

«Das geht ja gar nicht», sagte ich, «ich hätte ja längst schon wieder arbeiten müssen, aber jetzt gibt es keine Ausreden mehr.»

«Du brauchst keine Ausreden», sagte sie.

«Aber es geht schon seit Wochen so, und es wird noch einmal Wochen dauern, vielleicht auch Monate. Das hoffe ich jedenfalls.»

«Warum bleibst du nicht bis morgen? Bleib nur für einen einzigen Tag. Und dann siehst du weiter.»

So blieb ich also, aus Gründen, die so gemischt waren wie die Gerüche in Vaters Sterbezimmer. Ich wollte Michaela gefallen und auf sie hören, ich wollte Zeit zum Nachdenken gewinnen, ich wollte die Fehler korrigieren, die ich bei Mutter gemacht hatte, ich wollte mir später keine Vorwürfe machen, ich wollte dabei sein, wenn Vater stirbt. Vielleicht waren das die Gründe, vielleicht auch nicht. Ich weiß es nicht genau. Aber ich blieb erst einmal.

Michaela brachte ich noch zum Bahnhof nach Essen. Auf dem Bahnsteig der erste Abschiedskuss, der Augenblick, den ich so oft mit Rührung, Eifersucht oder Verachtung angesehen hatte, wenn ich aus der Eisenbahn heraus Fremde beobachtete. Jetzt war ich selbst der Beobachtete, dessen Glück und Unglück niemand erahnen konnte, der uns aus einem vorbeifahrenden Zug sah.

Das Pflegeheim, in dem Vater die letzten Monate verbracht hatte, war auf Besucher schlecht eingestellt. Für die Nacht blieb mir ein alter Fernsehsessel, der sich allerdings fast zum Bett verwandeln ließ, wenn man das Fußende hoch- und das Kopfende herunterfuhr. Ich aß und trank, was die Verkaufsautomaten im Keller und die kleine Teeküche für Besucher hergaben. Ich schlief recht bald ein und wachte ohne Albträume und ohne Besuche von Freund Hain wieder auf.

Vater lag unverändert da und schlief noch, als ein Pfleger kam und das Frühstückstablett brachte. Als Vater aufwachte, war er noch sehr benommen, es dauerte eine Weile, bis er etwas munterer wurde. Ich schmierte ihm eine Toastscheibe mit Butter und Marmelade und stellte sie ihm mundfertig aufs Tablett. Doch er mochte kaum die Hälfte essen. Er trank Kaffee aus einer Schnabeltasse, die ich ihm schluckweise anreichen musste, weil er sie zwar noch selbst halten konnte, aber nicht mehr in der Lage war, den eigenen Mund damit zu finden.

Nach dem Frühstück wurde er frisch gemacht, ich vertrat mir draußen die Beine. Als ich das Zimmer wieder betrat, war er eingeschlafen. Es war halb neun morgens. Ich beschloss, noch zu bleiben, bis er wieder aufwachen würde, dann wollte ich das Mittagessen abwarten, und weil er den ganzen Tag über kaum wach wurde, entschied ich mich, noch eine Nacht zu bleiben.

Am nächsten Tag war es nicht viel anders, nur war ich selbst jetzt etwas mitgenommen von den unbequemen Nächten im Sessel. Ich stellte fest, dass ich wenig tun konnte. Bedeutete meine Gegenwart etwas, wenn er kaum wach wurde? Ich konnte ja nicht mit ihm reden, und wenn, dann nur über ganz banale Dinge, den Kaffee, das Kopfkissen, die Urinflasche. Gespräche, wie ich sie mir vorstellte, kamen nicht mehr zustande.

Ich verlängerte meinen Aufenthalt dennoch um einen weiteren Tag und um noch einen, ich rief in der Redaktion an und sagte, dass ich nun doch nicht kommen würde, und ich richtete mich etwas besser ein in Vaters Zimmer mit Bettzeug, Wäsche und Büchern, die mir meine Schwester vorbeibrachte. Sie hatte auch eine Gitarre für mich dabei, obwohl ich nicht darum gebeten hatte. Es war ein billiges Instrument mit einem ganz unschönen, dumpfen Klang. Meine eigene Gitarre stand in Frankfurt. Doch weil ich mir die viele Zeit nicht allein mit Lesen vertreiben konnte und annahm, dass es vielleicht auch für Vater schön sei, wenn ich hin und wieder auf der Gitarre klimpern würde, nahm ich sie doch erst einmal dankbar an. Allerdings reagierte er nicht, wenn ich spielte. Wenn er schlief, so schien es, erreichten ihn kein Wort und kein Laut. Doch wenn ich im Sessel neben Vaters Bett eine Pause brauchte vom Lesen und seinem trostlosen Anblick, war die Gitarre trotz ihres miesen Klangs der beste Zeitvertreib.

Es wurden vierzig Tage und Nächte, die ich in Vaters Zimmer verbrachte. Hätte ich geahnt, wie lange es gehen würde, hätte ich meinen Aufenthalt viel früher abgebrochen, aber erst kam ein Tag zum anderen, und dann schien das Ende so unmittelbar bevorzustehen, dass ich nicht mehr gehen wollte und glaubte, es sei nur noch eine Frage von Stunden oder ein bis zwei Tagen.

Diese Wochen stehen in der Erinnerung ganz für sich allein. Womit könnte ich sie auch vergleichen? Es war ein Besuch in einer anderen Welt, in der alles wichtig Scheinende bis zur vollkommenen Bedeutungslosigkeit verblasste, das Geschehen da draußen beständig schrumpfte, die Welt in unseren vier Wänden im Pflegeheim aber wuchs und immer weiter und größer wurde. Die nächste Stunde, eine Berührung, das einzelne Wort – sie waren dem Fluss und Überfluss des Alltäglichen entrissen und hatten jetzt wieder ihre eigentliche, volle Bedeutung, ihre Kraft und ihren Wert.

«Lutz», sagte Vater einmal in dieser Zeit, «das Fenster!» Ich verstand nicht gleich, was er wollte. Dann öffnete ich es, und ich sah auf seinem Gesicht die Zufriedenheit, als er tief einatmete und die frische Luft genoss.

Manchmal faselte er vor sich hin, ohne dass ein Wort zu verstehen war, und ich wusste nicht einmal, ob er schlief und im Traum sprach oder ob er wach war und erfolglos versuchte, etwas zu sagen. Oft waren nur einzelne Worte zu verstehen. «Damals ...», hörte ich ihn hin und wieder sagen, ohne dass der Satz verstehbar fortgesetzt worden wäre. Es blieb bei diesem einen Wort, «damals».

Auch Margarete, Mutters Name, fiel oft, und dabei veränderte sich immer sein Gesichtsausdruck, aber nicht immer auf dieselbe Weise. Manchmal schien er dann dem Weinen nahe, und er begann um den Mund herum zu zittern, manchmal aber schloss er auch die Augen und nickte sanft und zufrieden, wenn er ihren Namen sagte.

Eines Nachts aber passierte etwas Merkwürdiges. Ich war im Sessel eingeschlafen und hatte Ohrstöpsel in den Ohren, weil mich die vielen Geräusche, sein nächtliches Schnaufen und Stöhnen, aber auch die Klingel aus anderen Zimmern, die laut durch den Flur hallte, oft aufweckten. Jetzt aber wurde ich wach, weil ich meinte, etwas in unmittelbarer Nähe zu hören; es schien, als würde Vater etwas sagen.

Ich richtete mich schlaftrunken auf und zog die gelben Schaumstoffstöpsel heraus. Und jetzt traute ich meinen

Ohren nicht. Vater sang. Einen Moment noch glaubte ich zu träumen oder ein Geräusch von außen zu hören, aber dann war ich hellwach vor Erstaunen und zitterte leicht. In der Dunkelheit lag Vater im Bett und sang. Nicht jedes Wort war sogleich zu verstehen, er schien auch immer wieder die gleichen Zeilen zu wiederholen, aber es war doch offenbar ein Lied: «Rose-Marie, Rose-Marie. Sieben Jahre mein Herz nach dir schrie. Rose-Marie. Aber du hörtest es nie.»

Ich wollte die Lampe anknipsen, ließ es aber doch und schaute auf Vater, auf dessen Gesicht ein tiefroter Schein von den leuchtenden Ziffern des Radioweckers auf seinem Nachttisch fiel. Dann hatte ich eine Idee. Ich nahm die Gitarre, die neben meinem Fernsehsessel stand, und begann, die Akkorde zu seinem Lied anzuschlagen. Es war sehr leicht. Er sang mit Unterbrechungen, der Rhythmus stimmte nicht immer, weil er Pausen machte oder wieder von vorn anfing. Aber er traf die Töne, und ich konnte nach und nach die einfache Melodie gut heraushören.

Vater sang jetzt lauter und ließ sich vom Rhythmus der Gitarre führen. Seine Stimme wurde fester, und ich sah im rötlichen Halbdunkel eine Heiterkeit auf seinem Gesicht, die ich nicht mehr gesehen hatte, seit Mutter krank geworden war. Das Singen machte ihn froh. Dabei war das, was er sang, gar nicht heiter, sondern ernst und traurig: «Rose-Marie, Rose-Marie. Jetzt bin ich alt, jetzt bin ich alt. Aber mein Herz ist noch immer nicht kalt.»

Ich kannte das Lied nicht und habe erst später einmal herausgefunden, dass es von Hermann Löns stammt. Vater hatte es nie gesungen, als ich Kind war, aber vermutlich kannte er es aus der Zeit, als er selbst jung war.

Ich spielte Gitarre, Vater sang. Ich spielte noch ein paar andere Volkslieder, von denen ich wusste, dass er sie kannte und mochte, «Kein schöner Land» und «Guter Mond, du gehst so stille», er sang weiter mit, nun sangen wir sogar zusammen, aber bald schlief er ein, und noch ein paar Minuten später legte ich die Gitarre wieder zur Seite.

Es war das einzige Mal in diesen vierzig Tagen, dass ich weinte. Es waren aber keine Tränen der Verzweiflung oder der Trauer und natürlich auch keine Freudentränen. Es gibt noch ein anderes Weinen. Es geschieht, wo sich das Leben in seinem Ursprung und seinem Wesen offenbart, wo der Mensch in seiner Menschlichkeit nackt und unverstellt zu erkennen ist und kein Wort dem Augenblick gerecht werden kann, sondern nur dieses Weinen.

Das Ende kam nicht unerwartet, es war ja absehbar. Ich hatte Zeit, darüber nachzudenken, bevor es soweit war. Und ich hatte nun verstanden, dass Menschen tatsächlich sterben, dass der Tod keinen weiten Bogen um uns macht und dass ihn meine Gefühle, ja überhaupt alles Menschliche, nicht beeindrucken. Ich wusste, dass ich mich fügen muss – dem Sterben, aber nicht dem Schrecken, den der Tod verbreitet. Ich war entschlossen, den Riesen zu fällen.

Am Anfang der vierzig Tage im Pflegeheim hatte ich noch Angst vor dem Tag, an dem Vater sterben würde. Ich hoffte, es bliebe noch mehr Zeit. Er hatte keine Jahre mehr vor sich, das verstand ich, aber vielleicht noch Monate, nachdem sich sein Zustand auf niedrigem Niveau stabilisiert hatte. So hatte ich es mir einzureden versucht. Ich wollte ihn nicht gehen lassen, nicht einmal, als jeder, der ihn liebte, ihm längst einen baldigen Tod wünschen musste, weil der Tod für ihn eine Erlösung sein würde. Nicht einmal ich konnte das leugnen.

Aber ich war zu schwach, um bereitwillig loszulassen. Noch in seinem jämmerlichsten Zustand gab mir seine Gegenwart in dieser Welt einen durch nichts und niemanden zu ersetzenden Rückhalt. Dafür, so schien es mir damals, brauchte er kein starker Mann sein, er musste nichts sagen oder tun. Allein, dass es ihn gab, dass er lebte, gab mir diesen Rückhalt. Ich hoffte auf weiteren Aufschub, noch einmal ein paar Monate, ein paar Wochen – jede noch so kleine Gnadenfrist, die ich dem Himmel oder wem auch immer abbetteln könnte.

Wann in dieser Zeit meine Stimmung umkippte, kann

ich heute nicht mehr sagen. Es kippte wohl gar nichts, aber es wuchs etwas Neues in mir, ein anderes Gefühl, und es wuchs ganz langsam von Tag zu Tag, von Nacht zu Nacht. Das neue Gefühl, mit dem ich Vater den Tod wünschte und gönnte, dieses Gefühl der Zustimmung und Einwilligung, der Dankbarkeit und Erwartung, wuchs nicht durch unsere Gespräche, die bruchstückhaft waren und schließlich ganz aufhörten. Es wuchs auch nicht durch einen Gedanken, den ich entwickelt habe, durch eine Einsicht oder Erkenntnis, sondern dadurch, dass ich beständig in Vaters Nähe war. Ich spürte die Hitze des Feuers, so könnte man sagen, ich schaute in die Flammen und war dabei, als die Hitze nachließ und das Feuer kleiner und schwächer wurde, bis es auf ein letztes Glühen herabgebrannt war. Ich erlebte, wie der Tod als Bote und Helfer den Raum betritt und bereitsteht, einen erschöpften Menschen in Empfang zu nehmen.

Von allen Metaphern und Redensarten, mit denen Menschen versuchen, über Sterbende zu sprechen, ist diese vielleicht die treffendste: Wer stirbt, macht sich auf den Weg. Das heißt, dass er sich langsam entfernt, dass er eine Zeitlang noch in Ruf- und Sichtweite ist, dass er dann aber in unerreichbarer Ferne verschwindet. Und es heißt auch, dass er nur ein Stück weit begleitet werden kann; die letzten Schritte aber tut er ganz allein.

Zu den bruchstückhaften Gesprächen mit Vater kurz vor seinem Tod gehörte ein Moment morgens nach dem Frühstück, das er nun ganz verweigerte und das ich statt seiner mit immer größerer Selbstverständlichkeit aß. Er war viel wacher als sonst und schien nicht länger umnachtet, er hatte sogar den Duft bemerkt, der durch das geöffnete Fenster hereinströmte, und eine Bemerkung zum Gezwitscher der Vögel gemacht. Es ging ihm, gemessen an seinem Zustand an anderen Tagen, gut. So fasste ich mir ein Herz, die eine Frage zu stellen, die mich immerzu beschäftigte:

«Hast du Angst?»

Er antwortete einen Augenblick lang gar nicht. Es schien jetzt immer länger zu dauern, bis ein Gedanke oder eine Frage den Weg vom Gehör bis ins Gehirn gefunden hatte oder bis er eine Antwort formulieren konnte. Dann sagte er sehr ruhig:

«Angst? Vor dem Tod? Aber nein, Lutz. Es hat schon seine Ordnung. Jeder muss nach Hause gehen.»

Ich wünschte, es wäre ein besseres, ausführlicheres Gespräch daraus geworden. Wie gern wüsste ich, was genau er dachte. Andererseits bin ich dankbar, dass er mir dieses eine Wort noch zugerufen hat, als er schon weit entfernt war und sich auf dem Weg noch einmal zu mir umdrehte. Dieses Wort ist mir später so kostbar gewesen: Er hatte keine Angst. Und er sah eine Ordnung darin, ein Heimkommen. Er sträubte sich nicht.

Es waren noch nicht die allerletzten Worte, die zwischen uns gewechselt wurden, aber es folgte nichts Nennenswertes mehr. In den letzten acht Tagen war er auf seinem Weg schon so weit vorangekommen, dass er keine Rufe mehr hörte und sich auch nicht mehr zu mir umdrehte. Er wurde im Gesicht noch hagerer und blasser, was ich mir zuvor gar nicht hatte vorstellen können. Das Kinn war eingefallen, die Unterlippe hatte sich weit nach innen gezogen und dabei unter die Oberlippe geschoben. Seine Nase stand blass und spitz, etwas nach unten gezogen in seinem Gesicht. Seine Atmung setzte manchmal kurz aus, doch auch so ging es tagelang weiter.

Dann begann die rasselnde Atmung, die ich jetzt schon kannte und die schaurige Erinnerungen an Mutters letzte Stunden in mir wachrief. Alle zwei Stunden rieb ich seinen Mund mit einem Wattestäbchen voll Öl aus, weil sein Rachen immer trockener wurde und sich keine Feuchtigkeit im Mund mehr bildete. Ich hatte es mir vom Pfleger erklären und zeigen lassen.

Manchmal griff ich noch zur Gitarre und spielte für ihn die Lieder jener Nacht in der Hoffnung, dass der Klang vielleicht doch noch zu ihm hinüberwehen und ihn in der Ferne erreichen würde. Eine Reaktion darauf zeigte er nicht. Aber ich stellte mir tagträumend vor, wie er mir aus der Distanz zulächelte und gut gelaunt in das Lied einstimmte.

Die letzten Worte, die ich in meinem Tagebuch notiert habe, fielen an einem Dienstagabend.

«Bist du sehr müde?»

«Ja.»

«Dann schlaf doch einfach. Du kannst dich jetzt ausruhen.»

«Ja. Ich schlafe jetzt.»

Mehr habe ich nicht aufgeschrieben, und mehr hat er nicht gesagt. Wie es enden würde, ahnte ich da schon.

Ich war nicht dabei, als er starb. Obwohl ich nur, wie jeden Abend, für eine Dreiviertelstunde das Zimmer verlassen hatte und sich sein Zustand in den Stunden zuvor nicht weiter verändert hatte, fand ich ihn bei der Rückkehr tot vor.

Wieviel lieber hätte ich in diesem Augenblick an seinem Bett gesessen und seine Hand gehalten. Aber vielleicht wollte er das gar nicht. Es kam mir vor, als habe er mit dem Sterben gewartet, bis ich endlich einmal verschwunden war, so, als habe er nur sterben können, ohne mich, der ihn festhalten wollte, an seiner Seite zu haben. So nutzte er die günstige Gelegenheit am frühen Abend und starb allein.

Er hatte den Zeitpunkt, so unwahrscheinlich das klingen mag, noch unter einem anderen Gesichtspunkt sehr bewusst gewählt. Ausgerechnet an diesem Abend waren meine Schwestern auch da. Er schaffte es also, allein zu sterben, mich aber in seiner Todesstunde nicht dem Alleinsein zu überlassen.

Wir betraten das Zimmer und verstanden gleich, was passiert war. Wir standen um sein Bett und schauten ihn an. Niemand sagte etwas. Ich stand am Fußende, faltete die Hände und begann zu beten: «Vater unser im Himmel …» Die anderen stimmten ein und beteten mit. Wir schwiegen noch einmal.

Nun galt es, Entscheidungen zu treffen. Das Pflegepersonal fragte, ob er gleich weggebracht werden könnte, wie wir nun verfahren wollten und ob wir besondere Wünsche hätten, zum Beispiel etwas, was man ihm anziehen solle. Ich sagte: «Das machen wir selbst.» Alle im Raum verstummten. Ich spürte, wie sich die verwunderten Blicke auf mich richteten, aber niemand widersprach. Das Personal verließ das Zimmer.

Ich schlug das Laken zurück. Vater lag auf der Seite, die Knie leicht nach oben gezogen, beide Hände unter dem Kinn. Wir nahmen ihm das ärmellose und nur mit einer Schleife am Hals geschlossene Hemd ab und drehten ihn auf den Rücken. Erst jetzt sahen wir, wie sich sein Körper zuletzt verändert hatte. Er war entsetzlich abgemagert. Früher war er einmal ein Hüne gewesen, ein großer Mann mit athletischer Figur. Jetzt war er ein dürres Gerippe.

Wir alle erschraken, als wir ihn so sahen. Auch ich hatte es in den Wochen hier vermieden, ihn nackt zu sehen. Der Anblick war fürchterlich. Jede einzelne Rippe des Brustkorbs drückte sich durch die hauchdünne Haut wie bei einem Corpus auf einem barocken Kruzifix. Er sah gequält und gemartert aus, auch in seinen Gesichtszügen. Er schaute, als sei der Schmerz noch nicht vergangen, als leide er immer noch an seiner Krankheit, seinem Alter, seiner Einsamkeit. Sein Mund stand leicht geöffnet, als wollte er im nächsten Moment seinem leidenden Herzen mit einem lauten Schrei Luft machen. Das ganze Elend seiner letzten Lebenszeit war in diese Gesichtszüge eingeschrieben und in den Körper auch, in Haut und Knochen, Muskeln und Organe. Alles zeigte die Spuren der Qual.

Es dauerte ein paar Minuten, bis wir uns wieder beruhigt und an den Anblick gewöhnt hatten. Ich war aufgeregt, ja, aber ich verlor nicht vollends die Nerven. Es war schwer, so musste man es ja erwarten. Aber es gab keinen Grund, die Entscheidung in Frage zu stellen, ihn wieder unter einem Tuch verschwinden zu lassen und davonzulaufen. Ich wollte bleiben und das Nötige tun.

Meine Schwestern und ich begannen jetzt, ihn zu waschen. Wir hatten lauwarmes Seifenwasser in einer Plastikschüssel angerührt und zwei Waschlappen aus dem Regal genommen. Ich hob seinen Arm und ließ den Waschlappen durch die Achselhöhle gleiten. Dann fuhr ich mit einem Frotteetuch darüber und rubbelte die Achselhaare trocken. Ich wusch seine Hände, indem ich sie in das Seifenwasser in der Schüssel legte und mit dem Waschlappen über den Handteller und den Handrücken fuhr, wo er auf beiden Seiten große Hämatome hatte von den vielen Infusionen, die hier noch bis vor wenigen Tagen angelegt waren.

Ich nahm den Rasierpinsel aus dem Kulturbeutel und seifte sein Gesicht mit Schaum ein, wie ich es schon als vier- oder fünfjähriges Kind oft unter Freudenlauten getan hatte, wenn er dazu ulkige Grimassen schnitt und seine Zähne im grellen Weiß des Schaumes schrecklich gelb aussahen. Ich rasierte ihn mit seinem altmodischen «Wilkinson», den er nie aufgeben wollte, und ließ die Klinge unter dem Schläfenhaar die Wange hinuntergleiten.

Viel schwieriger war es, ihn oberhalb der Lippe zu rasieren. Mit dem Daumen und Zeigefinger der linken Hand hielt ich den Oberkiefer fest und rasierte die Bartstoppeln über der Lippe, die im Licht der Lampe verschiedene Farben hatten. Manche schienen grau oder weiß, doch einzelne glänzten noch in dem kräftigen Rotbraun, das einmal seine Haarfarbe als junger Mann gewesen sein musste, nur hatte sich die Farbe in dem wenigen Kopfhaar ganz verloren.

Während ich ihn so rasierte, spürte ich plötzlich in mir ein Gefühl, das ich zuerst für einen Irrtum, ja, für eine Täuschung hielt, weil es mir so unpassend schien und weil es mir unverständlich war und, schlimmer noch, beinahe verboten vorkam: Ich fühlte mich wohl. Erklären konnte ich mir das nicht. Ich versuchte es genauer zu erspüren. Aber es war kein Irrtum und keine Verwechslung, sondern da war tatsächlich diese Empfindung: Es ist gut; es fühlt sich gut und richtig an.

Ich dachte darüber nicht weiter nach, jedenfalls nicht in dieser Nacht in diesem Zimmer. Es gab noch viel zu tun.

Meine Schwester half mir und hielt Vaters Kopf fest, als ich die letzten Bartstoppeln unter der Nase rasierte. Es war so still im Raum, dass das schabende, raspelnde Geräusch der Rasierklinge laut erschien. Dann wuschen wir die Schaumreste mit dem Waschlappen ab, und ich trocknete sein Gesicht mit einem kleinen hellblauen Handtuch, hielt seinen Kopf in beiden Händen und rubbelte die Backen trocken, so, wie es auch mein Friseur tut, nachdem er mir den Haaransatz neben den Ohren rasiert hat. Wir wuschen seine Beine und spürten noch durch den Waschlappen hindurch den Oberschenkel und Hüftknochen, der kaum noch von Muskeln umgeben war, sondern nur noch von Haut.

Ich steckte den Zeigefinger in den Waschlappen und fuhr durch die Zwischenräume der Zehen, um sie zu reinigen. Dann trocknete ich seine Füße ab. Unter dem Rippenbogen hatte Vater die feine graublaue Narbe, die von einem Bajonettstich an der Ostfront 1944 geblieben war. Dicht darunter aber eine hässliche Wunde, die nicht ganz geschlossen war und sich zuletzt immer wieder entzündet hatte, die Öffnung einer Wunddrainage, die nur halb verkrustet und stellenweise noch feucht war.

Gab es jetzt noch einen Grund, die Wunde zu behandeln? Nein, ein solcher Grund ließ sich nicht finden. Aber der Anblick allein forderte Handlung, also schnitten wir ein Pflaster zurecht, das die kleine Öffnung überdeckte.

Vater trug eine weiße Windel mit gelben Klebestreifen. Wir überlegten kurz, was wir tun wollten. Alle schauten auf mich. Dann verließen die Frauen das Zimmer. Ich rief einen Pfleger, der mir half. Wir wechselten zusammen die Windel. Danach ging der Pfleger, und die Frauen betraten wieder den Raum.

Wir begannen nun, Vater anzuziehen. Zu zweit zogen wir seinen Oberkörper hoch, meine Schwester stützte seinen Kopf. Dann saß er aufrecht im Bett, den Kopf auf die Brust gesenkt, und wir konnten ihm ein frisches weißes Unterhemd überstreifen, unter dem nun alles verschwand, die großen Narben der Operationen, das Pflaster und die alte Kriegsverletzung.

Wir nahmen ein weißes gebügeltes Oberhemd von einem Kleiderbügel im Schrank. Es war nicht ganz einfach, die Ärmel über seine großen Hände zu streifen. Ich versuchte es, doch war ich zu ungeschickt. «Lass es mich mal versuchen», sagte meine Schwester. Ich hockte mich neben Vater aufs Bett, lehnte seinen Rücken an meine Brust und hielt ihn von hinten mit beiden Armen fest. Sein Kopf lag auf meiner Schulter. Ich spürte seine Haare und sein warmes Ohr auf meiner Wange, als würde er sich an mich anschmiegen wollen. Sein Kopf wog schwer und lehnte mit vollem Gewicht gegen mich wie bei einem Säugling, auf den man Acht geben muss, weil er sich selbst noch nicht aufrecht halten kann.

Meine Schwestern rafften den Hemdsärmel ganz zusammen, bis eine Öffnung wie ein kleiner Ring übrig blieb – etwa so, wie man einem Kleinkind in die Strümpfe hineinhilft. Sie hielten seinen rechten Arm hoch und drückten die Finger der Hand vorsichtig zusammen. Wir zogen ihm das Hemd über den Rücken, dann schoben wir auch den linken Arm durch den Ärmel und knöpften das Hemd zu.

Ich ließ seinen Oberkörper langsam zurückgleiten und legte seinen Kopf vorsichtig ins Kissen. Über die Füße, die geschwollen waren und voller blauer und roter und violetter Äderchen, die wie Spinnweben durch die Haut hindurchschienen, streiften wir schwarze Socken. Dann kam die Hose des dunkelblauen Anzuges, den er vor einer halben Ewigkeit zur Silberhochzeit bekommen hatte.

Alle fassten mit an, und die Bewegungen und Handgriffe wurden selbstverständlicher. Ich schloss den Gürtel, der aber noch auf dem letzten Loch locker und allzu weit saß und den unheimlichen Gewichtsverlust dokumentierte, den Schrumpfungsprozess vom stattlichen Mann zum kümmerlichen Greis.

Es ging jetzt zügig voran. Ich band die Krawatte, indem ich sie mir selbst um den Hals legte und vor den Spiegel trat, weil ich anders keine Krawatte binden kann. Dann öffnete ich die Schlinge so weit, dass ich die Krawatte abnehmen konnte, ohne den Knoten zu lösen. Wir hoben Vater wieder an, so dass er noch einmal aufrecht im Bett saß, jemand hielt seinen Kopf, dann streifte ich die Krawatte darüber und schob sie unter den Hemdkragen, bis alles akkurat saß.

Wir ließen ihn zurücksinken in das weiße Kissen, das wir frisch bezogen hatten. Noch einmal spürte ich etwas, das ich für einen Irrtum oder eine Gefühlsverwirrung des

Augenblicks hielt, weil es nicht einsichtig und nicht zu erklären war: Vater sah nun ganz anders aus. Natürlich, das Hemd, die Krawatte, all das veränderte das Bild, das verstand sich von selbst. Aber das meine ich nicht. Es war etwas anderes: Sein Gesichtsausdruck hatte sich vollkommen verändert.

Er sah jetzt zufrieden aus. Das Gesicht, das gequälte, gepeinigte Gesicht, war plötzlich friedlich und gelassen geworden. Er schien uns mit geschlossenen Augen anzulächeln und sagen zu wollen, dass es ihm gut geht. Es war die heitere Zufriedenheit, die ich nachts auf seinem Gesicht gesehen hatte, als er im Lichtschein des Radioweckers alte Volkslieder sang. Ich sah es, blieb aber zugleich bei meiner Überzeugung: Es musste ein Irrtum sein, eine Art von Einbildung oder Wahrnehmungsstörung, eine tröstende Umdeutung der Wirklichkeit, wie sie in einem solchen Augenblick psychologisch wohl leicht erklärbar ist. Mein Blick auf ihn mochte sich verändert haben, aber doch nicht er selbst. So, und nur so, schien es mir einleuchtend. Schaute ich ihn aber an, dachte ich das Gegenteil: Er hat sich tatsächlich in dieser Stunde ganz verändert. Ich täusche mich nicht. Er ist jetzt entspannt und ganz im Frieden.

Wir waren aber noch nicht fertig. Es fehlte die Anzugjacke, die uns noch einige Mühe bereitete. Zwar war es leicht, ihm einen Ärmel überzustreifen, aber umso größer waren die Probleme mit dem zweiten Ärmel. Es half nichts, wir mussten seinen Arm hochheben und leicht nach hinten und oben winkeln, um ihn vorsichtig in die Anzugjacke schieben zu können.

Auch die Schuhe passten nicht ohne weiteres über die geschwollenen Füße. «Aber braucht er denn Schuhe?», fragte meine Schwester. Brauchen – das schien mir jetzt ein abwegiger Begriff zu sein. Ich wollte auf die Schuhe nicht verzichten. Wen schickt man barfuß auf eine große Reise?

Wir nahmen die Einlagen heraus und fummelten an den Schnürsenkeln herum, um den Schuh weiter zu öffnen. Mit Mühe gelang es, sie anzuziehen und zuzubinden.

Bald war Vater vollständig angezogen. Die wenigen Haare aber standen links und rechts zerzaust in die Luft. Im Bad fanden wir eine Tube «Brisk». Ich ließ eine kleine Schlange von der Pomade auf einen Kamm gleiten und fuhr ihm damit durch die Haare, bis sie glatt und glänzend am Kopf lagen. Dann cremte ich sein Gesicht mit der After Shave Lotion ein, die er seit ewigen Zeiten benutzte und von der er noch zwei ganze Flaschen auf Vorrat im Bad stehen hatte.

Im Zimmer verbreitete sich der Duft von «Old Spice», und wir alle dachten dasselbe: Es riecht nach Vater, der frisch und gut gelaunt aus dem Bad kommt und sich fertig gemacht hat, um gleich zur Arbeit zu gehen oder um Mutter vom Bahnhof abzuholen.

Wir legten seine Hände über dem Bauch zusammen, ohne sie zu falten, weil er auch selbst die Hände nie im Leben gefaltet hat. Unter die Ellbogen legten wir links und rechts zwei Kissen, weil die Arme sonst immer wieder herunterrutschten. Ich wollte ihm mit einer Binde das Kinn hochbinden, so dass der Mund geschlossen war. Aber es ging dann auch mit einer kleinen Handtuchrolle, die ich ihm unters Kinn drückte. Ich stupste mit zwei Fingern auf seinen Lippen herum, bis sie natürlich aufeinander lagen. Jetzt war alles getan.

Wir setzten uns um das Bett herum. Meine Schwester zündete eine Kerze an und stellte sie auf seinen Nachttisch. Der Geruch der Kerze vermischte sich mit dem Duft von «Old Spice».

Niemand wollte reden.

Im Zimmer wurde es so still, dass wir einander atmen hörten. Wir saßen da und sahen Vater an. Sein Gesicht, jetzt ganz wie im Schlaf, gelassen und zufrieden, die Hände groß und blass auf der dunklen Jacke, gezeichnet von der langen Behandlung.

Es tat gut, ihn anzusehen. Das Leben ohne ihn konnte ich mir noch nicht vorstellen. Ich wusste, dass es mir schwerfallen würde und dass jetzt und hier ein Vermissen begann, das aus meinem Leben niemals mehr verschwinden würde.

Meine Schwestern gingen, doch ich blieb. Michaela wollte noch in der Nacht kommen. Ich hatte sie in den sechs Wochen kein einziges Mal gesehen, aber wir hatten uns Briefe geschrieben und gelegentlich telefoniert. Ich brauchte keine täglichen Liebeserklärungen von ihr. Mir reichte in dieser Zeit das Wort, das wir uns gegeben hatten, und ihr auch. Jetzt aber war sie unterwegs nach Bottrop, und ich wollte in Vaters Zimmer auf sie warten.

Als sie schließlich kam, fand sie mich schlafend im Sessel. Ich wurde erst wach, als sie schon ein paar Minuten da war. Wir verbrachten den Rest der Nacht zusammen am Bett. Michaela betete, während ich wieder im Sessel saß und gedankenverloren zuschaute. Über ihrem gleichförmigen Gemurmel schlief ich bald ein.

Am Vormittag kamen die Bestatter, wir standen dabei, als sie Vater auf eine Tragbahre mit Deckel legten, und sahen dem Leichenwagen nach, der zum Ostfriedhof fuhr. Bis zur Beerdigung war Vater dort aufgebahrt, und ich habe noch zweimal lange bei ihm gesessen. Er sah noch ganz so aus wie in der Nacht, in der er gestorben war, nur war die Haut noch glatter und gespannter, etwa wie bei einer Wachsfigur, und seine Hände waren jetzt steif und sehr kalt. Ich freute mich trotzdem daran, ihn noch berühren zu können. Mit dem Handrücken streichelte ich sein Gesicht, wie er es früher getan hatte, als ich ein kleiner Junge war, und auch später noch manchmal, wenn er mir Mut zusprechen wollte oder ganz einfach sah, dass ich die Zuwendung brauchte.

Wir waren noch kurz vor der Beerdigung ein letztes Mal bei ihm und standen daneben, als der Sarg geschlossen wurde. Mir fielen die Hammerschläge wieder ein, die mir am Morgen von Mutters Beerdigung wie ein böser Schrecken in die Knochen gefahren waren und mich später in den Albträumen mancher Nacht verfolgt hatten. Jetzt war der Schrecken ganz verschwunden.

An einem eiskalten Februarmorgen haben wir Vater in der Gruft neben Mutter beerdigt. Unmöglich, in diesem Moment nicht an ihr gelbes Kleid zu denken, und daran, wie sie beide nun so feierlich und so nah beieinander lagen.

Die Erde fiel mit einem dumpfen Geräusch auf den Sarg. Die Blumen fielen lautlos. Ich weinte nicht.

XII

Hier im Museum haben wir ein Kartenzimmer. So nennen wir es auch heute noch, weil es nach all den Jahren immer noch keinen offiziellen Namen hat. Von einer Sammlung zu sprechen, wäre zu hoch gegriffen, schon weil wir ganz unsystematisch vorgehen und einfach horten, was immer uns an alten Landkarten und historischen Stadtplänen in die Hände fällt, was sich billig erwerben lässt und in halbwegs gutem Erhaltungszustand ist, ungeachtet von den Landschaften, Gauen, Städten und Dörfern, die die Karten zeigen. Man weiß nie, wann man sie noch einmal brauchen wird.

Auch alte Ansichtskarten und historische Fotografien stapeln sich in unserem Kartenzimmer. Eines Tages will ich mir doch endlich die Mühe machen, Kategorien zu bilden und ein ordentliches Register anzulegen. Gelegentlich kommt Michaela mit den Kindern vorbei, die dann immer gleich fragen, ob sie ins Kartenzimmer dürfen, das sie viel interessanter finden als jedes Bild, das im Museum hängt.

Wenn ich heute eine neue Ausstellung vorbereite oder mich in das Werk eines Künstlers einarbeite, mit dem ich noch nicht gut vertraut bin, lese ich nicht nur Literatur und Werkverzeichnis, ich besuche nicht nur die relevanten Museen, in denen die größten Bestände seiner Bilder oder Skulpturen verwahrt werden, nein, ich besuche auch die Orte, an denen er gelebt und gearbeitet hat, ich besuche sein Grab, und ich besuche, mit den alten Landkarten im Gepäck, die Heimat seiner Kindheit.

Ich will nicht sagen, dass diese Reisen und Wanderungen immer sehr ertragreich sind. Mitunter sind sie das nicht, vor allem wenn sie in Städte führen, die in ihrem heutigen Zustand kaum noch etwas zu tun haben mit der Stadt, in der der Künstler einst lebte. Einträglicher ist der Besuch von Landschaften. Doch mit ganz leeren Händen stehe ich selten da, wenn ich heimkehre, und häufiger noch habe ich etwas gewonnen, was ich in keinem Buch über den Künstler und in keinem Museum hätte finden können: eine Farbe, einen Klang, einen Geruch. Manchmal verstehe ich ein Bild erst, nachdem ich die sommerliche Schwüle in der Heimat des Künstlers selbst gespürt habe, manchmal komme ich aus einer Stadt mit einer inneren Unruhe heim, die ich gleich wiedererkenne, wenn ich das nächste Mal die Bilder im Catalogue Raisonné aufschlage. Ich sehe die Bilder, so sollte ich es formulieren, nach diesen Exkursionen mit anderen Augen.

Die alten Landkarten wurden erst spät mein Steckenpferd. Dass Orte nicht einfach Orte sind, sondern eine tiefe Bedeutung haben, die wirkt und sich erfahren lässt, wenn Sinne und Herz sich öffnen, habe ich in der Zeit gelernt, die auf Vaters Tod folgte. Am Tag der Beerdigung musste ich noch das Kaffeetrinken hinter mich bringen, die Verwandtschaft verabschieden, Vaters Habseligkeiten aus dem Pflegeheim abholen und bei der Sparkasse in Bottrop-Boy einige Rechnungen bezahlen. Dann war fürs Erste alles geregelt.

Für den nächsten Tag hatte ich versprochen, nun endlich nach Frankfurt zurückzukehren und meine Hospitanz im Feuilleton fortzusetzen. Doch ich änderte am Beerdigungstag meine Meinung, rief in Frankfurt an und kehrte nicht mehr in die Redaktion zurück. Die abgebrochene Hospitanz habe ich nie fortgesetzt und auch später nie wieder eine Zeitungsredaktion betreten. Die Stippvisite im Journalismus dauerte nur wenige Monate und hatte keinen Einfluss auf meine Berufswahl oder die nächsten Schritte nach dem Examen. Es war eine bedeutungslose, vergeudete Zeit, würde ich denken, wäre ich nicht in Frankfurt Michaela begegnet. Auch das also ein Lebensabschnitt, der erst im Rückblick als gute Fügung zu verstehen war.

Ich wollte aber auch nicht sofort an die Uni zurückkehren, ich wollte überhaupt die unvermeidliche Rückkehr in den Alltag aufschieben und nahm dabei in Kauf, dass ich an anderer Stelle kostbare Zeit verlieren würde und sich mein Studienabschluss noch einmal verzögerte. Wichtiger war mir, der Erfahrung, die ich gerade gemacht hatte, noch für eine Weile nahe zu bleiben und sie nicht achtlos in dieser Zeit zurückzulassen.

Ich wollte genauer ergründen, was mir widerfahren war, ich wollte aufmerksam zuhören, wenn das Gute und Böse dieser Zeit in mir noch einmal nachklangen. Ich hatte Vater und Mutter verloren, aber Michaela gewonnen, ich war binnen eines halben Jahres Waise geworden und zugleich in das Erwachsensein hineingeworfen worden, ich war vor dem Tod angstvoll davongelaufen und hatte darüber beinahe den Verstand verloren und stellte nun nach Vaters Tod verwundert fest, dass ich keine Angst mehr vor dem Tod hatte, nicht vor dem der anderen und auch nicht vor meinem eigenen. So ist es bis heute geblieben. Den Riesen habe ich nie wieder gesehen.

Aber was genau war mit mir geschehen? Ich spürte die Verwandlung, die stattgefunden hatte, aber wie es dazu gekommen war, habe ich nur ganz vage verstanden – so wie eben auch nicht genau zu begreifen war, wie sich Vater in den Minuten und Stunden nach seinem Tod unter unseren Händen vom gequälten zum befreiten Menschen verwandelt hatte.

Am Tag nach der Beerdigung fuhr ich ins Münsterland nach Flaesheim und besuchte die Gräber meiner Großeltern, die ich schon als Kind mit Vater und Mutter oft aufgesucht hatte, um die sich nun aber niemand mehr zu kümmern schien, zumal keine Verwandten von uns mehr hier lebten. Ich selbst war seit fast zehn Jahren nicht mehr hier gewesen.

Beide Gräber, die – auch heute noch – im Schatten der Stiftskirche liegen und nur ein paar Schritte voneinander entfernt sind, waren mit Unkraut überwuchert, das kniehoch gegen den Stein wuchs und die Inschriften verdeckte. Ich zog die Sträucher und Büschel beiseite, las die Namen und Lebensdaten und ein Zitat aus dem Römerbrief in Frakturschrift, dem ich als Kind keine Beachtung geschenkt hatte.

Von einer alten Frau, mit der ich ins Gespräch kam, erfuhr ich, dass Mutter, solange sie gesund war, alle vierzehn Tage die Gräber besucht und das Nötige getan hatte. Es war dieselbe Frau, von der ich mir Harke, Schaufel und Gießkanne lieh. Ich ging nun selbst zu Werke und brachte die beiden Gräber auf Vordermann.

Es war eine Arbeit, die mir guttat. Dabei musste ich daran denken, dass meine Eltern hier einst Kinder waren. Schon die Großeltern hatten sich gekannt, Mutter und Vater waren nur einen Steinwurf voneinander entfernt aufgewachsen, getrennt nicht von einer geographischen Distanz, sondern von ihrem Altersunterschied. Das alles wusste ich längst, aber es hatte mich nie interessiert. Jetzt aber ergriff mich der Gedanke, dass sie genau hier einmal Kinder gewesen waren, dass sie hier vor den Gräbern ihrer eigenen Eltern gestanden hatten, dass sie die Kirche einmal als Brautpaar betreten und mehr als einmal als Trauernde verlassen hatten. Sie hatten hier am offenen Grab gestanden, und das nur wenige Wochen vor meiner Geburt – nie zuvor war mir dieser Moment so deutlich bewusst gewesen.

In einem Schreibwarenladen in Haltern kaufte ich an diesem Nachmittag eine Landkarte, die noch aus der Vorkriegszeit stammte und an den Rändern schon vergilbt war, mir in den nächsten Tagen aber gute Dienste leistete, als ich versuchte, die Wege abzulaufen, auf denen Vater und Mutter einmal gegangen waren. Ich würde gern stolz berichten, welche großartigen Entdeckungen ich dabei gemacht und was für kluge Einsichten ich gewonnen habe. Doch das ist einfach nicht wahr. Meine Spurensuche verlief vorderhand ergebnislos. Ich traf hier und da auf Menschen, die die beiden noch kannten oder sich sogar an mich als Baby erinnerten, und die alte Frau auf dem Friedhof kannte sogar noch meine Großmutter, mit der mich die Zeitgenossenschaft eines Augenblicks verbindet.

Doch es gab keine großen Entdeckungen, es gab keine spektakulären Bilder und Eindrücke, die sich zu einer Erzählung fügen würden.

Stattdessen wanderte ich anonym an diesem und an den folgenden Tagen den Ort und die umliegenden Gegenden ab, den Dachsberg, den alten Schulhof, den Kanal und die Schleuse, den Stiftshof und die Markierungen der Fronleichnamsaltäre, den Weg nach Lippramsdorf, den Mutter manchmal erwähnt hatte, und die Strecke zum Halterner Bahnhof, wo mein Vater angekommen sein mochte, als er aus der langen Kriegsgefangenschaft in Russland heimkehrte. Neues habe ich über Vater und Mutter dabei nicht gelernt. Ich fühlte mich ihnen aber näher.

Die Wochen danach verbrachte ich als Faulpelz und Taugenichts, als Trödler und Streuner. Ich besuchte Frau Iwicki, die sich jetzt einen Pudel zugelegt hatte, der Heiko hieß und so schlimm kläffte, dass ein Gespräch mit ihr kaum zustande kam. Auch Pater Erwin wollte ich besuchen, weil ich seit dem Abend, an dem Vater gestorben war, an seine Predigt über die Pietà in der Waldkapelle denken musste und ihm von meinem eigenen Erlebnis erzählen wollte. Doch er lebte schon nicht mehr. Er soll noch in seinen letzten Wochen, als er im Sterben lag, einen seiner wüsten Wutanfälle bekommen haben.

Ich ging auch ans Grab von Matthias und an das von Ralf, das ich jetzt, fünf Jahre später, fast nicht mehr gefunden hätte. Seit dem Tag seiner Beerdigung war ich nicht mehr dort gewesen. Ich stand verlegen da, als ich die mitgebrachte Kerze angezündet hatte, und wusste nicht so recht, warum ich überhaupt hatte kommen wollen.

Als ich die Jahreszahlen las, staunte ich, wie lange das alles schon her war. Doch das Grab war gut gepflegt, offenbar kamen die Eltern noch fast jeden Tag.

Ich besuchte Manni, Corky und Hudson, traf mich mit Claus und Rainer im «Exil» und wanderte in Maria-Veen die alten Wege zwischen Internat und dem «Platten Jupp» ab, die Allee mit den Pappeln, den Weg am Heubach und unseren geheimen Pfad in das Wäldchen, wo wir einst die Höhle angelegt hatten. Nichts war mehr so, wie es gewesen war.

Das Internat hatten die Mönche aufgegeben, geblieben war die Schule. Aus unseren Schlafsälen waren Seminarräume geworden, eine Speisekammer gab es nicht mehr. Ich erlebte Ernüchterungen und Enttäuschungen, wo immer ich die Welt nicht so wiederfand, wie ich sie in Erinnerung hatte, aber ich genoss meine Wanderungen und Ausflüge und ließ mir für alles viel Zeit. Ich fotografierte vieles, manchmal legte ich einfache Skizzen und Zeichnungen in einem kleinen Büchlein an, immer schrieb ich am Abend ins Tagebuch, was mir ins Auge gefallen und was mir dabei durch den Kopf gegangen war.

Als ich die Bahnstrecke in Richtung Reken entlangspazierte, hörte ich aus der Entfernung die Glocke unserer alten Kirche und dachte an die alte Frau Lütkecosmann und die Zeit, als Pater Gerwald gestorben ist.

Es zog mich zu Orten, für die ich mich lange nicht interessiert hatte. Auch das Marienhospital besuchte ich und hatte nun das Bedürfnis, die Treppen noch einmal auf- und abzugehen, die Flure entlangzuschleichen und zu sehen, wo die guten und die schrecklichen Erinnerungen ihren Platz in mir gefunden hatten. Ich stand am Taufstein, an dem meine Mutter rasch noch einen weiteren Namen hinzugefügt hatte, als der Priester zu Werke ging, ich kniete in der Bank, in der sie einmal verzweifelt den Himmel angefleht hatte. Ich stand beklommen vor ihrem Sterbezimmer und ging lautlos über den Flur, auf dem ich nach einem Arzt geschrien hatte. Es war noch derselbe Flur, und er war es doch nicht!

Michaela wartete in diesen Wochen geduldig auf mich und drängelte nicht, sie störte sich nicht an meiner Trödelei und meinen einsamen Streifzügen aufs Geratewohl. Wir sahen uns, wann immer es ging, aber keinesfalls jeden Tag. Schließlich aber zog sie mich einmal beiseite und sagte: «Es wird Zeit, weißt du. Es ist nicht gut, so lange zu warten, als wisse man nicht, was man will.»

Ich antwortete: «Aber ich weiß genau, was ich will. Du zweifelst doch nicht daran?»

«Nein», sagte sie, «ich zweifele gar nicht. Aber jetzt wird es eben Zeit. Ich habe gefragt, am 30. April können wir heiraten.»

Da standen wir uns gegenüber, die Köpfe leicht gesenkt, beklommen und scheu, weil uns noch einmal die Wucht dieser Entscheidung füreinander traf, viel mehr als später am Hochzeitstag, als der Trubel und alles, was damit verbunden war, uns so sehr fesselte, dass der entscheidende Augenblick an uns im Lampenfieber vorbeiflog, beinahe unbeachtet, sicher aber nur noch halb erinnerlich. Die Größe und Tragweite des Verlobungstages erlebten wir nicht noch einmal und auch nicht den tiefen Ernst der Stunde, in der Michaela mir den Termin nannte; die Hochzeit war nur der Vollzug des längst gültigen Versprechens, so kam es mir vor.

Nur die Geburten der Kinder waren später noch einmal so absonderliche Augenblicke, in denen die Grenzen des eigenen Daseins überschritten schienen – überschritten wie ins Leere hinein, gewiss, und nicht etwa hinaus wie auf neuen, sicheren Boden, aber doch überschritten, zaghaft und ungläubig vorstoßend in jene Weite, die außerhalb unserer Existenz auf uns wartet wie das abenteuerliche Leben außerhalb des Mutterschoßes, dem ich einst mit meinem Bruder zusammen entgegenwuchs.

Auf den Tag sechs Wochen nach Vaters Tod versammelten wir uns noch einmal auf dem Friedhof, meine Schwestern, Michaela und ich, meine Schwäger und Nichten und Neffen, die ganze weitläufige Sippe, der nun die Großeltern fehlten, in der aber die nächste Generation schon spross.

Der Erdhügel war etwas flacher geworden, die Blumen und Kränze der Beerdigung waren verwelkt und abgeräumt. Nur ein Trockengesteck mit Tannenzweigen, Moos und der Schleife «Ein letzter Gruß» stand noch am Fußende des Grabes, ich weiß heute nicht mehr, von wem. Eine eingesteckte grüne Plastikvase mit weißen Nelken stand leicht schief auf dem Grab. Ein Holzkreuz an der Spitze des kleinen Hügels zeigte in schwarzer Serifenschrift den Namen Hans Brokbals und die Lebensdaten meines Vaters für die kommenden Wochen, bis der Steinmetz die Angaben auf dem Grabstein ergänzen würde, wo bislang nur Mutters Name stand.

Als alle schwiegen und betreten auf Stein und Kreuz blickten, sagte ich schließlich: «Der Herr gebe unseren Verstorbenen die Ewige Ruhe.»

Die anderen antworteten: «Und das Ewige Licht leuchte ihnen.»

Ich sagte: «Herr, lass sie ruhen in Frieden.»

Schon auf dem Weg vom Parkplatz zum Grab hatte es begonnen zu schneien, doch zunächst schienen es nur einzelne Flocken zu sein, die durch die Luft wirbelten, sich am Boden aber sogleich in nichts auflösten.

Jetzt aber, als wir alle zusammen am Grab standen, blieben die ersten Flocken liegen und verbanden sich allmählich zu einer zarten weißen Schicht. Der Erdboden schimmerte noch bräunlich durch, doch wie Puderzucker legte sich jetzt der Schnee ganz rasch über alles, die Erde, den Stein, das Kreuz und die zwei roten Plastikbehälter mit den Kerzen, in denen die Flammen unter dem Blechdeckel wacker gegen den Wind kämpften und sich einstweilen behaupteten.

Wir Erwachsenen schwiegen, aber die Kinder verbreiteten eine zunehmende Unruhe, sie stellten kindliche Fragen über das Grab, den Tod und den Himmel und begannen dann, laut rufend den Weg auf- und abzulaufen, um Schneeflocken mit Händen, Nasenspitzen und Zungen aufzufangen.

Auch ich war mit meinen Gedanken nicht mehr ganz hier, sondern schon beim nächsten Tag, an dem der ganze

Schlendrian und mein saumseliges Leben als Tagträumer nun enden mussten; an der Uni standen wichtige Termine an.

«Kommt!», sagte jemand. «Es wird zu kalt.»

Und der kleine Tross bewegte sich langsam zurück.

Ich blieb noch einen Augenblick länger am Grab, das jetzt schon fast ganz unter der dünnen Schneeschicht verschwunden war. Michaela stand mit hochgeschlagenem Kragen und roten Backen neben mir und hielt meine Hand. Erst als ich sie von der Seite anblickte, sah ich, dass sie sehr fror. Da sind wir den anderen schnell nachgelaufen.

«Jegliche Furcht, wie abgeleitet sie auch erscheine,
ist im Kerne Todesfurcht.
Wenn es dem Menschen gelingt,
hier Raum zu schaffen,
so wird sich diese Freiheit
auch auf jedem anderen Felde geltend machen,
das die Furcht regiert.
Dann wird er die Riesen fällen,
deren Rüstung der Schrecken ist.»

Ernst Jünger